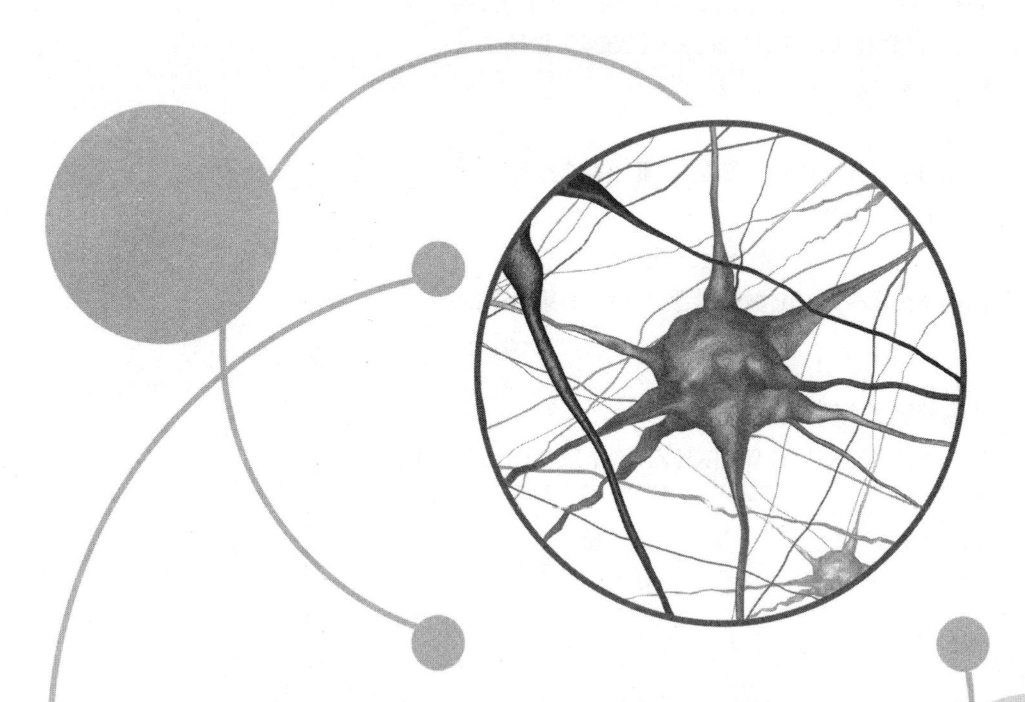

临床神经外科诊疗常规

黄学平　吴文友　主编

四川科学技术出版社

图书在版编目（CIP）数据

临床神经外科诊疗常规 / 黄学平，吴文友主编．--
成都：四川科学技术出版社，2023.3（2024.7 重印）
ISBN 978-7-5727-0930-2

Ⅰ．①临… Ⅱ．①黄… ②吴… Ⅲ．①神经外科学－疾病－诊疗 Ⅳ．① R651

中国国家版本馆 CIP 数据核字（2023）第 051255 号

临床神经外科诊疗常规
LINCHUANG SHENJING WAIKE ZHENLIAO CHANGGUI

主　　编　黄学平　吴文友

出 品 人　程佳月
责任编辑　兰　银
助理编辑　翟博洋
封面设计　星辰创意
责任出版　欧晓春
出版发行　四川科学技术出版社
　　　　　成都市锦江区三色路 238 号　邮政编码 610023
　　　　　官方微博 http://weibo.com/sckjcbs
　　　　　官方微信公众号 sckjcbs
　　　　　传真 028-86361756
成品尺寸　185 mm × 260 mm
印　　张　7.5
字　　数　180 千
印　　刷　三河市嵩川印刷有限公司
版　　次　2023 年 3 月第 1 版
印　　次　2024 年 7 月第 2 次印刷
定　　价　52.00 元
ISBN 978-7-5727-0930-2

邮　　购：成都市锦江区三色路 238 号新华之星 A 座 25 层　邮政编码：610023
电　　话：028-86361770

PREFACE
前 言

近年来，随着神经外科的迅速发展，相关新技术、新观念不断涌现，国内神经外科取得了长足的进步。神经外科技术已由显微神经外科、微创神经外科发展到精准神经外科。以血管内治疗、脑功能定位、术中磁共振联合神经导航技术为代表的神经外科治疗技术的出现拓展了治疗技术领域，也使得以往难以手术的颅内疾病的治愈率有了明显的提高，同时也降低了相关手术的致残率和死亡率。

目前，已有相当多的地方医院具有独立开展神经外科手术的能力，这些医院大都建立了比较完善的神经外科重症监护和治疗系统，为手术治疗等提供了良好的环境，也为正确、及时地治疗神经外科疾病奠定了良好的基础。同时，可手术治疗疾病的范围不断扩大，手术操作技巧也在不断改进与创新，这些都为神经外科疾病患者带来了新的希望。

本书以神经外科临床理论和技术为基础，主要对神经外科常见疾病的诊断方法、治疗方式等进行了详细的阐述。首先，从脑出血临床诊疗出发，以通俗易懂的语言详细叙述了脑出血的概念，并展开介绍了丘脑出血、脑叶出血、脑干出血、脑室出血以及小脑出血的诊断与治疗方法。其次，针对脊髓疾病临床诊疗，具体讲述了脊髓损伤、椎管内肿瘤、脊髓血管畸形疾病的相关表现及治疗手段；针对颅脑肿瘤临床诊疗，论述了特殊类型的胶质瘤、垂体腺瘤、听神经瘤、颅咽管瘤以及颅底肿瘤的诊断标准与治疗原则。最后，本书列举了颅脑损伤与功能性障碍的常见疾病，并给出了相关诊断与治疗方法。

本书在内容上重点突出了神经外科理论基础与临床实践并重的特点，同时编者结合当前医学科学迅速发展的新形势，总结自身的临床实践经验和诊疗心得。希望本书的出版能够为从事临床神经外科的人员及医学专业的学者、研究人员提供一定的借鉴与参考价值。

CONTENTS
目 录

第一章　脑出血临床诊疗

第一节　脑出血概述

一、脑的组织结构

（一）脑的构成

脑是中枢神经系统的主要部分，位于颅腔内，由大脑、间脑、脑干和小脑组成，其中脑干包括中脑、脑桥和延髓。脑由胚胎时期的神经管前部分化发育而来，神经管前部各段拥有不同的发育生长速度，逐渐形成了脑的各个部分。随着脑的各个部分的分化，神经管的内腔相应发生变化，从而形成了脑室系统。中国男性的平均脑重量为 1 375 g，女性为 1 305 g。

1. 大脑

人的大脑是脑的最大部分，遮盖着中脑和间脑，也遮掩着小脑。大脑包括左右两个大脑半球、胼胝体和终板。大脑半球表面被覆一层灰质，称为大脑皮质；深部是大脑髓质；埋在髓质内的灰质核团称为基底核。左右大脑半球内部各有一腔隙，称为侧脑室。

大脑半球表面凹凸不平，布满深浅不同的脑沟，沟与沟之间有隆起的脑回。每个大脑半球都由 3 条比较深而恒定的脑沟（大脑外侧裂、中央沟及顶枕沟）分为 5 个脑叶，即额叶、颞叶、顶叶、枕叶及岛叶。

（1）额叶

额叶位于中央沟之前，大脑外侧裂之上。中央沟与中央前沟之间为中央前回，位于额叶后端。自中央前沟向前，有两条与半球上缘平行的脑沟称为额上沟和额下沟。额上沟以上为额上回，并沿半球上缘转至内侧面。额上、下沟之间称为额中回。额下沟以下称为额下回。额下回由外侧裂的升支和水平支分为眶部、三角部和岛盖部。额叶眶面由短小多变的眶沟分割出若干个眶回。眶回最内侧为嗅沟，容纳一条嗅束，嗅束前端膨大为嗅球。嗅束向后分叉形成的三角区称为嗅三角。此三角与视束之间称为前穿质，前部脑底动脉环的许多细小血管由此穿入脑实质。中央前、后回上端在额叶内侧面合成中央旁小叶。

（2）颞叶

颞叶位于外侧裂下方，顶枕沟前方，由大脑外侧裂的后端垂直向下引一条直线，借此与枕叶分开。颞叶借颞上沟、颞下沟分为颞上回、颞中回、颞下回。自颞上回转入外侧裂的下壁上有两个短而横行的颞横回。颞叶内侧面有一条与枕颞平行的侧副沟，此沟在颞叶前端延为嗅脑沟。此两沟的外侧是枕颞内侧回。侧副沟的内侧称为海马旁回,其前端为海马沟回。

（3）顶叶

顶叶位于中央沟后方，顶枕沟前与大脑外侧裂连线的上方。在中央沟与中央后沟之间为中央后回。中央后沟上段后方有一与半球上缘几乎平行的顶内沟。此沟以上部分为顶上小叶，以下部分为顶下小叶。顶下小叶又分为缘上回和角回。

（4）枕叶

枕叶位于顶枕沟至枕前切迹连线的后方。半球枕叶内侧面距状沟与顶枕沟之间称为楔回。距状沟下方称为舌回。

（5）岛叶

岛叶呈三角形岛状，位于大脑外侧裂的深部，以环状沟与额、顶、颞叶分界。表面有斜行的岛中央沟，其前部为岛短回，其后部为岛长回。

大脑深部结构主要有基底核、内囊。

基底核：基底核为靠近大脑半球的底部，埋藏在白质中的核团，包括纹状体、屏状核和杏仁核。纹状体包括尾状核、豆状核。尾状核与侧脑室相邻，头部膨大，凸向侧脑室前角，向后逐渐变细，称为体；沿背侧丘脑的背外侧缘向后延伸，两者间以终纹为界，至背侧丘脑后方转向腹侧移行为更细的尾，在侧脑室下角的顶上前行，到下角前端连接杏仁核。豆状核位于岛叶深部，核内被外侧、内侧两个髓板分隔成外侧部的壳和内侧部的内侧、外侧苍白球。尾状核和壳核种系发生较晚称为新纹状体；苍白球出现较早，称为旧纹状体。纹状体是锥体外系的重要结构之一，是运动整合中枢的一部分，它接收大脑皮质的纤维，并与丘脑、红核、丘脑底核、网状结构及黑质形成广泛的纤维联系，以维持肌张力和协调肌肉活动。屏状核为一薄层灰质板，位于岛叶皮质和豆状核之间。屏状核与豆状核之间的结构称为外囊纤维，屏状核与岛叶皮质之间的结构称为最外囊纤维。杏仁核位于颞叶海马沟回的深面，侧脑室下角尖端的前方。部分与尾状核尾相连，分为皮质内侧核群和基底外侧核群两大组，是边缘系统的皮质下中枢部分，与内脏和躯体运动、内分泌、行为、记忆等有关。

内囊：内囊为一宽厚的白质层，位于尾状核、背侧丘脑和豆状核之间。在大脑水平切面上，内囊呈尖端向内侧的钝角形。内囊前肢较短，位于豆状核与尾状核头部之间，内囊后肢较长，在豆状核与背侧丘脑之间；前、后肢汇合处所形成的钝角为内囊膝部。前肢含有额叶脑桥束和丘脑前辐射；内囊膝部有皮质延髓束；后肢有皮质脊髓束、皮质红核束和丘脑中央辐射、视辐射、丘脑后辐射、听辐射和颞桥束。内囊是大脑半球内部的重要结构，大多数的内囊损伤是由于供应该区的血管形成血栓或出血。内囊后肢的损伤可出现对侧偏身感觉障碍、对侧偏瘫和对侧同向性偏盲，即出现三偏综合征。

2. 间脑

间脑位于中脑之上，两侧大脑半球之间。间脑系由许多不规则的灰质块组成，在其中央的腔洞为第三脑室，其两侧壁即间脑的内侧壁。由丘脑下沟将间脑分为上方的丘脑部和下方的丘脑下部，此沟自室间孔延至大脑导水管。间脑包括丘脑、上丘脑、下丘脑、底丘脑和后丘脑。通过端脑和间脑的断面可见居中的第三脑室，其两侧的灰质核即丘脑。丘脑外侧的楔状灰质核即豆状核，两者中间的白质即内囊。

（1）丘脑

丘脑为两个卵圆形灰质团块，之间由中间块连接。丘脑内侧背侧面前端的狭窄隆突为丘脑前结节；后端膨大为枕；枕的下外方有内侧膝状体和外侧膝状体，分别连接上丘和下丘，共同形成后丘脑。丘脑表面覆盖带状层，丘脑外侧覆有薄层白质纤维，被称为外髓板。外髓板与内囊之间为丘脑网状核。丘脑被 Y 形内髓板分为前核群、内侧核群和外侧核群等。内侧核内侧有薄层灰质，被称为正中核。内髓板中夹有板内核。

丘脑前核：位于丘脑内髓板分叉部的前上方，接受来自乳头体的乳头丘脑束，其发出的纤维至扣带回。与嗅觉和内脏活动有关。

丘脑内侧核：位于内髓板的内侧，与丘脑的其他核团有广泛的联系，发出的纤维至额叶前部，并借丘脑纹状体与纹状体相联系。

丘脑外侧核：位于内髓板的外侧，内囊的内侧，分为较大的腹侧核和较小的背侧核两部分。

腹侧核分为 3 个部分：①腹前核，接受来自苍白球等的传入纤维，发出纤维至纹状体和边缘叶；②腹外侧核，接受来自小脑丘脑束或红核丘脑束的纤维，发出纤维至运动区和运动前区，与运动协调和锥体外系功能有关；③腹后核，其又分为腹后内侧核和腹后外侧核，腹后内侧核接受三叉丘系纤维，发出纤维至大脑皮质；腹后外侧核接受脊髓丘脑束和内侧丘系的纤维，发出纤维至大脑皮质。

背侧核接受丘脑其他核团来的纤维，发出纤维至顶叶。中央核、板内核和网状核接受丘脑各核团及纹状体等结构的纤维，是脑干网状结构上端的延续。

（2）上丘脑

上丘脑位于第三脑室的后上部，包括缰三角、缰连合、后连合、松果体及丘脑髓纹。起于嗅觉中枢的丘脑髓纹，止于缰三角灰质，发出纤维至脑干的内脏运动核，与嗅觉内脏反射有关。松果体为神经内分泌器官，分泌褪黑激素，抑制促性腺激素的释放。

（3）下丘脑

下丘脑位于丘脑下沟下方，借下丘脑沟与丘脑为界，包括视交叉、漏斗、灰结节、乳头体和脑垂体。下丘脑是皮质下自主神经中枢，交感功能区位于后外部，副交感功能区位于前内部，与大脑皮质、纹状体、丘脑和脑干有往返纤维联系，并通过垂体柄和垂体门脉系统调节垂体功能。

（4）底丘脑

底丘脑位于间脑的基部和中脑的移行区，包括丘脑底核等。接受苍白球和皮质运动区的纤维，发出纤维到达红核、黑质和中脑被盖。此处损伤可引起以对侧上肢为主的舞蹈不自主运动。

（5）后丘脑

后丘脑位于丘脑后外下方，包括内侧膝状体、外侧膝状体和丘脑枕。

内侧膝状体：外侧丘系通过下丘臂到达内侧膝状体，传出纤维形成视放射到听觉皮质。

外侧膝状体：接受并传出视束纤维，形成视放射到视觉皮质。

丘脑枕：接受丘脑其他核团的纤维，传出纤维到顶叶、颞叶后部和枕叶。

3. 小脑

小脑位于颅后窝内，小脑幕下方，脑桥及延髓的背侧，前面借上、中、下 3 对小脑脚连接于脑干的背面。上脚与中脑被盖相连，中脚与脑桥的基底部相连，下脚与延髓相连。小脑由两侧的小脑半球、小脑扁桃体和中央的蚓部组成。每侧小脑半球又可分为中间部和外侧部。半球下面有一对绒球，其后方有小脑扁桃体，它的位置靠近枕骨大孔，当颅内压增高时，小脑扁桃体可嵌入枕骨大孔形成小脑扁桃体疝，压迫延髓，危及生命。小脑借其表面的沟和裂可分为 3 叶：绒球小结叶、小脑前叶和小脑后叶。依据小脑的进化，小脑又可分为：古小脑、旧小脑和新小脑。根据功能可将小脑分为前庭小脑、脊髓小脑和皮层小脑。

小脑的内部结构：小脑表面有一层灰质覆盖，称为小脑皮质。小脑皮质分为 3 层：分子层、梨形细胞层和颗粒层。小脑皮质深面为传入和传出纤维构成的白质，称为小脑髓质。髓质内有灰质核团，称为小脑中央核。小脑中央核共有 4 对，最大的为齿状核，其内侧有栓状核和球状核，顶状核位于第四脑室顶的上方。

小脑的纤维联系和功能：小脑包括绒球小结叶，接受来自前庭神经核和前庭神经的纤维，发出纤维到前庭神经核和脑桥、延髓的网状结构。通过前庭脊髓束和网状脊髓束来应答平衡刺激，保持平衡。

旧小脑包括小脑前叶和后叶小脑蚓的绝大部分，主要接受脊髓小脑前、后束的纤维，传出纤维经顶核及球状核和栓状核，止于红核和网状结构。通过红核脊髓束和网状脊髓束影响运动神经元，控制肌张力和肌肉协调。新小脑通过皮质脑桥束和小脑中脚，接受大脑皮质始动的随意运动信息，整合后通过传出纤维将冲动传至齿状核，经小脑上脚、小脑上脚交叉和背侧丘脑，最后传至大脑皮质的躯体运动区，修正皮质脊髓束和皮质核束起始神经元的活动，从而保证了随意运动的流畅和协调，也保证了运动力量、方向和范围的精确性。

4. 脑干

脑干位于颅后窝中，由延髓、脑桥和中脑组成。延髓是指脊髓上面的延伸至脑的部分，里面的神经核可作为调节心率、呼吸频率、血管收缩（控制血压）、吞咽、咳嗽、呕吐、打喷嚏和打嗝的反射中枢。人的生理功能中枢（调节心跳、呼吸的生命中枢）正是位于延髓。脑桥又称桥脑，位于延髓和中脑之间，前、后缘有横沟分界。脑桥的腹侧面积脑桥基底，内有大量的横行纤维，连接小脑半球，也有一些纵行的神经纤维。中脑位于脑桥之上，恰好是整个脑的中点。中脑是视觉与听觉的反射中枢，凡是瞳孔、眼球、肌肉等活动，均受中脑的控制。

（1）延髓

延髓呈倒置的锥体，下与脊髓相连，上与脑桥相接。腹面以延髓脑桥沟、背面以第四脑室底的髓纹与脑桥分界。延髓腹面前正中裂两侧为锥体，由锥体束构成；锥体外侧为橄榄体，两者之间的前外侧沟内有舌下神经根出脑。橄榄体外侧沟内自上而下依次排列为舌咽神经根、迷走神经、副神经的神经根。延髓背侧面下部为膨隆的薄束结节和楔束结节，其深面各有薄束核和楔束核。

（2）脑桥

脑桥位于延髓和中脑之间，腹面借延髓脑桥沟与延髓分界，沟内自内侧向外侧分别为展神经、面神经和前庭蜗神经的神经根出脑。脑桥与小脑中脚交界处有三叉神经根。脑桥腹面上缘与中脑的大脑脚相连。脑桥的背侧称为脑桥被盖，腹侧部称为脑桥基底部，两者借斜方体的前缘为界。

（3）中脑

中脑腹面上界以视束与间脑为界，下界为脑桥的上缘，两侧为隆起的大脑脚，包括中脑被盖、黑质和大脑脚底。大脑脚的内侧有动眼神经根出脑。中脑的背部称为顶盖，由两对小丘组成。上方的上丘是皮质下视觉反射中枢，与外侧膝状体相连；下方的下丘是听觉通路上的重要中枢，与内侧膝状体相连。

（二）透明隔腔

上述人脑各部分均在颅腔之内，脑与颅骨之间有三层隔膜。紧贴脑组织的膜，称软脑膜；再一层即蛛网膜，软脑膜与蛛网膜之间的腔隙叫蛛网膜下腔，充满脑脊液。当脑血管破裂时，血液进入蛛网膜下腔，称为蛛网膜下腔出血。紧贴颅骨的是硬脑膜，硬脑膜与蛛网膜之间称硬膜下隙。硬膜下血肿就发生在这里。

了解人脑的组成部分，对理解脑血管疾病的不同表现很有帮助。因为人脑中各个部位的功能不同，当某部位发生病变时，该部位将部分或全部失去正常功能。因此，发病时表现的临床症状和体征也不完全相同。

（三）脑血管的构成

脑血管疾病的发生与脑血液循环障碍密切相关，要了解、认识脑血管疾病，首先要了解脑血管的构造及它们和脑血液循环的关系。脑血管由动脉、静脉及静脉窦、毛细血管组成。

1. 脑的动脉系统

临床上将脑动脉分为颈内动脉系统及椎－基底动脉系统两个系统，所有的血液均通过这两大系统供应。脑动脉的管壁较躯体动脉管壁要薄，管壁结构也有其特殊性。

颈内动脉系统是指颈内动脉主干及其分支；椎－基底动脉系统是指椎动脉主干、基底动脉主干和它们的分支。两者的供血范围以小脑幕为界，小脑幕上结构中的大脑额叶、顶叶和颞叶大部、基底核和下丘脑大部以及眼部由颈内动脉系统供血，幕下结构包括丘脑大部、脑干和脊髓上部、整个小脑以及内耳接受椎－基底动脉系统供血。但椎－基底动脉系统的终末分支——大脑后动脉上升至小脑幕上，为部分颞叶和整个枕叶供血。

（1）颈内动脉系统

颈总动脉在甲状软骨上缘水平分叉为颈外动脉及颈内动脉，后者起始处膨大，称为颈动脉窦。颈内动脉在颈部没有分支，在颈后外侧垂直上升至颅底，穿颞骨岩部经颈动脉管抵达岩骨尖，通过破裂孔入颅，经硬脑膜达海绵窦后，依次分出眼动脉、后交通动脉和脉络丛前动脉，在视交叉旁分为两个终支：较细的大脑前动脉和较粗的大脑中动脉。

颈内动脉在甲状软骨上缘即第四颈椎水平从颈总动脉分出，沿咽侧壁上行至颅底，进入颅腔，在前穿质支附近分为大脑前动脉和大脑中动脉。颈内动脉系统供应全部的额叶、颞叶的前大部分、基底核、丘脑前小部分、下丘脑的大部分和眼球。大脑中动脉是颈内动脉的最大分支，大脑半球约 80% 的血液来自此动脉，同时它也是脑血管疾病发生最多的部位。

（2）椎－基底动脉系统

椎动脉由锁骨下动脉发出，向上穿越第六至第一颈椎横突孔，经枕骨大孔进入颅腔，在延髓腹侧面两椎动脉逐渐向中线靠近，至脑桥下缘汇合成一条基底动脉，延伸至脑桥上缘水平，分叉成为左右大脑后动脉。椎－基底动脉主要为脑后部 2/5，包括脑干、小脑、大脑半球后部以及部分间脑供血。

椎－基底动脉系统供应全部的枕叶、颞叶的后小部分、后丘脑大部分、脑干、小脑及颈髓上部分。因为该动脉供应重要的脑干生命中枢，所以特别重要。椎动脉主要发出脑膜支、脊髓后动脉、脊髓前动脉、延髓动脉和小脑下后动脉分支；基底动脉主要发出脑桥动脉、内听动脉、小脑下前动脉、小脑上动脉和大脑后动脉分支。

（3）脑动脉的侧支循环

虽然颈内动脉系统与椎－基底动脉系统是两个独立的供血系统，但彼此之间存在着广泛的侧支循环，其中最重要的是大脑动脉环（Willis 环）。两侧大脑前动脉由一短的前交通动脉相互连接，两侧颈内动脉和大脑后动脉各由后交通动脉连接，在脑底部围绕视交叉、灰结节及乳头体共同组成大脑动脉环。这样大脑前、中、后动脉相互连接，两侧颈内动脉系统与椎－基底动脉系统连通，实现了大脑前和后、左和右的互通。在正常情况下，组成环的各动脉血流方向一定，相互并不混合，只有某动脉近端血流受阻，环内各动脉之间出现压力差时，大脑动脉环才发挥其侧支循环的作用。

大脑动脉环是最重要的颅内侧支循环体系，对缺血时血液供应的代偿起着相当重要的意义。然而，从解剖学的角度上看，由于有少部分人存在先天发育不全的情况，所以大脑动脉环在个体上存在着较大的差异。

2. 脑的静脉系统

脑的静脉分为浅、深两组。浅静脉主要收集大脑半球的皮质、皮质下白质的静脉血以后汇集成大脑上静脉、大脑中静脉、大脑下静脉，分别注入颅顶部的上矢状窦颅底部的海绵窦、横窦。深静脉组主要收集大脑深部白质、间脑、基底核、内囊及脑室脉络膜丛等处的静脉血，最后汇集成大脑大静脉在胼胝体压部的后方注入直窦。颅内的静脉窦主要有上矢状窦、下矢状窦、直窦、海绵窦、岩上窦、岩下窦、横窦及乙状窦。浅、深两组静脉均先注入硬膜窦，再汇流至颈内静脉而经锁骨下静脉、头臂静脉、上腔静脉，最后入右心房。

浅、深静脉在脑的表面及深部均存在一定的吻合。这些吻合有利于将某一区域的血液引流到另一区域，同时可迅速平衡由于静脉闭塞所导致的局部静脉压增高。如果静脉闭塞不是突然发生的，便可通过这些吻合支得到适当调整，这样的静脉闭塞的后果是轻微的或暂时的。如果闭塞是突然发生的，吻合支一时起不到有效的平衡作用，致使静脉引流区域的静脉压增高，就会出现脑水肿，甚至发生出血性梗死的情况。

3. 血脑屏障

血脑屏障的组织形态实际即为脑毛细血管壁，以及由内皮细胞、基膜和血管壁外的星形胶质（星形胶质细胞）的足突组成，最主要的是内皮细胞。血脑屏障可以控制水、电解质和其他物质进出脑组织，以维持中枢神经系统的内环境稳定；并可以阻止外来物质进入脑内，使其与病变部位分隔，以保护中枢神经系统。

4. 脑血液循环的调节

脑的血流量受到脑代谢、个体血压、机体酸碱度、血氧和二氧化碳浓度及各种离子浓度变化等多方面因素的影响。但是，由于颅腔内被脑实质、脑血管和脑脊液所充满，三者的容积和较为恒定，所以脑血流量的变化较其他器官的血流量变化小。为了维持神经系统的功能和代谢活动的正常进行，脑血流量在正常生理状况下需保持相对恒定，机体会在一定范围内对脑血流量进行自动调节，这种调节受到体内化学因素、代谢状况、神经调节等多方面因素的影响。

（1）化学调节

脑血流的化学调节主要受二氧化碳和氧的调节。其中，二氧化碳为强烈的扩张血管物质，轻微的二氧化碳分压降低即可引起脑血流量的明显减少。而缺氧状态也可使脑血流增加。

（2）代谢调节

代谢调节是指脑的各种功能活动状况和脑血流供应之间的关系。脑功能状态与脑血流量和脑代谢有关。用单光子发射计算机断层成像术（SPECT）检测表明，人脑额叶和运动前区脑血流量高于半球其他区域，在肢体运动时对侧运动区皮质脑血流量增加，体感刺激导致对侧中央后回区域脑血流量增加，视觉刺激引起枕叶脑血流量增加，高级皮层活动（如阅读、讲话）引起皮层广泛脑血流量增加。

（3）神经调节

脑血管上有神经分布，脑血管神经对脑循环的作用是通过神经递质发挥其作用的，最早人们认识到的两种递质是去甲肾上腺素和乙酰胆碱。去甲肾上腺素能引起脑血管收缩，乙酰胆碱能引起脑血管扩张。目前已被公认的具有脑血管效应的神经递质或调质已超过20种，其中大部分是神经肽类。

二、脑出血的定义与临床分期

（一）定义

脑出血又称脑溢血，系由脑内动脉、静脉或毛细血管破裂引起脑实质内的一种自发性出血性脑血管疾病。

脑出血属于“脑中风”的一种，是中老年高血压患者常见的严重脑部并发症。脑出血是指非外伤性脑实质内血管破裂引起的出血，最常见的病因是高血压合并细小动脉硬化和颅内动、静脉血管畸形等，常因用力、情绪激动等因素诱发，故大多在活动中突然发病。临床上脑出血发病十分迅速，主要表现为意识障碍、肢体偏瘫、失语等神经系统的损害，它起病急骤、病情凶险、死亡率非常高，是目前中老年人群中最常见的致死性疾病之一。

（二）临床分期

通常情况下，将脑出血病程划分为3个阶段：急性期、恢复期和后遗症期。

1. 急性期

急性期指发病2周以内。此期患者病情重，内脏并发症多，死亡率高。主要处理目的是挽救患者生命和减少并发症，为下一阶段治疗打下良好的基础。

2. 恢复期

恢复期指发病3～24周。此阶段患者病情渐趋稳定，但常发生并发症。最常见的是肺部感染、尿路感染和压疮三大并发症。治疗应以防治感染和做好基础护理为重点。

3. 后遗症期

后遗症期指发病25周（即6个月）以后，此期患者的语言障碍和瘫痪肢体已经有了一定程度的恢复，但常常不能完全恢复，有程度不同的功能障碍。6个月以后功能障碍恢复缓慢，此时治疗应以功能锻炼、语言训练为主，配合针灸、按摩等方法，使患者的后遗症尽可能减到最少。

第二节　丘脑出血

一、概述

丘脑出血是由高血压动脉硬化等所致的丘脑膝状动脉或丘脑穿通动脉破裂出血。费舍尔于 1959 年对丘脑出血的临床及病理进行了较系统的研究，提出了丘脑出血的 3 个临床特点：①感觉障碍重于运动障碍；②眼球运动障碍，尤其是垂直注视麻痹；③优势侧丘脑出血可引起失语。

自电子计算机断层扫描（CT）应用于临床以后，提高了丘脑出血的诊断率，并且能够确定血肿的部位、大小、血肿量、扩展方向及是否穿破脑室等，使我们对丘脑出血有了更深的认识。

二、病因

丘脑出血的病因与一般脑出血相同，主要为高血压动脉硬化。

三、病理

丘脑出血量不大时，可局限于丘脑内。丘脑内侧出血为丘脑穿通动脉破裂所致，多向内扩展破入脑室，可形成第三脑室和第四脑室铸型，亦可逆流入双侧侧脑室。丘脑外侧出血是丘脑膝状动脉破裂所致，常向外发展破坏内囊甚至苍白球和壳核，也常于侧脑室三角部和体部处破入侧脑室。丘脑出血也可向下发展，挤压和破坏下丘脑，甚至延及中脑，严重时可形成中心疝。

四、临床表现

（一）头痛、呕吐、脑膜刺激征

同其他脑出血一样，丘脑出血后的高颅压及血液破入脑室，临床上出现头痛、呕吐、脑膜刺激征。

（二）眼部症状

有的患者可能会出现双眼上视不能，有的患者会出现双眼内下斜视，这种情况曾被认为是丘脑出血的特征性症状。有一小部分患者可出现出血侧的霍纳征，即睑裂变窄、瞳孔缩小及同侧面部少汗，这主要是交感神经中枢受影响所致。还有一部分患者可出现共同偏视，这主要是在内囊中行走的额叶侧视中枢的下行纤维受影响所致。

（三）意识障碍

患者可能会出现不同程度的意识障碍。丘脑本身为网状结构中非特异性上行激活系统的最上端，因此丘脑出血时常常影响网状结构的功能，产生各种意识障碍。这是丘脑出血比壳核出血及脑叶出血等更易出现意识障碍的原因。

（四）精神症状

患者可能会出现精神症状，表现为定向力、计算力、记忆力减退，还可出现情感障碍，表现为淡漠、无欲或欣快等。多见于丘脑内侧出血破坏了丘脑与边缘系统及额叶皮质之间的相互联系，扰乱了边缘系统及大脑皮质的正常精神活动所致。丘脑出血所致的精神症状一般持续 2 ~ 3 周。

（五）语言障碍

丘脑出血的患者可出现语言障碍，包括构音障碍和失语。两侧丘脑出血均可出现构音障碍，而失语仅见于优势侧丘脑出血。患者表现为音量减小，严重者近似耳语，语流量减少，无自发性语言，运动性失语，常伴有听觉及阅读理解障碍。丘脑性失语属皮质下失语，多数学者认为与丘脑腹外侧核的损害有关。

（六）运动障碍

丘脑出血的患者出现肢体瘫及中枢性面舌瘫是血肿压迫累及内囊所致。部分患者肢体瘫痪表现为下肢瘫痪重于上肢，上肢瘫痪近端重于远端。丘脑出血时可出现感觉性共济失调和不自主运动的现象。

（七）感觉障碍

丘脑是感觉的中继站，大部分患者会出现感觉减退或消失，且恢复较慢。丘脑损害时，感觉障碍的特点是上肢感觉障碍重于下肢，肢体远端重于近端，深感觉重于浅感觉。但在丘脑出血时，这种现象并不明显。

丘脑出血时可出现丘脑痛，是病灶对侧肢体的深在或表浅性的疼痛，其性质难以形容，可为撕裂性、牵扯性、烧灼性，也可为酸胀感。疼痛呈发作性，难以忍受，常伴有情绪及性格改变，且一般止痛药无效。现在认为丘脑痛的发病机制与癫痫相似，多见于丘脑的血管病，常在发病后半年至一年才出现，丘脑出血急性期并不多见。

（八）尿失禁

很多意识清醒的丘脑出血患者会出现尿失禁，多见于出血损伤丘脑内侧部的患者，一般可持续 2 ~ 3 周。丘脑出血时损害了背内侧核的整合功能，导致内脏感觉减退，使额叶排尿中枢对膀胱抑制减弱而出现尿失禁。

五、辅助检查

头部 CT 是诊断丘脑出血的最佳方法，可直观地显示血肿的位置、大小及扩展情况。

六、诊断

有高血压病史，突然出现头痛、呕吐，并有下列症状之一者：双眼上视受限、双眼内下斜视、霍纳征、丘脑性分离性瘫痪，应考虑有丘脑出血的可能。头部 CT 发现有高密度影即可确诊。

七、治疗

丘脑出血因其位置较深，手术损伤大，术后常有严重的后遗症，临床上多主张保守治疗。当出现以下两种情况时，可考虑手术治疗：血肿量超过 10 mL，临床症状进行性加重或出现脑疝时，可考虑做血肿清除术，一般认为施行血肿部分清除术为好，尽量少做血肿完全清除术；丘脑出血破入脑室引起急性梗阻性脑积水时，可考虑做脑室引流术。

第三节　脑叶出血

一、概述

脑叶出血即皮质下白质出血，是一种自 CT 问世以来才被人们逐渐重视和重新认识的脑出血。过去一直认为脑叶出血的发病率较低，但自 CT 应用于临床后，发现脑叶出血并不少见。

二、病因

高血压动脉硬化和脑血管畸形是脑叶出血的主要原因。脑血管畸形包括动静脉畸形、海绵状血管畸形、静脉瘤、静脉曲张和毛细血管扩等，而以动静脉畸形最多见。脑血管畸形致脑叶出血者，青年人多见，好发部位依次为顶叶、额叶、颞叶，枕叶少见。脑淀粉样血管病也是引起脑叶出血的一个原因，它是以淀粉样物质沉积在大脑中、小动脉的内膜和外膜为特征，受累动脉常位于大脑实质的表浅部分，尤其是顶叶及枕叶。目前，脑淀粉样血管病被认为是除高血压动脉硬化以外，最易引起老年人发生脑叶出血的原因。脑淀粉样血管病引起的脑出血多发生在 60 岁以上的老年人。遇有血压正常、伴有痴呆的老年脑出血患者，应注意脑淀粉样血管病的可能，但确诊需病理证实。

三、病理

（一）部位分布

脑叶出血中，顶叶出血最常见，其次为颞叶出血。

（二）病理变化

脑叶出血以局限性损害为主，很少累及内囊和中线结构。但因脑叶出血位于皮质下白质，位置表浅，所以容易破入蛛网膜下腔内。

脑叶出血因病因不同而有不同的病理表现。高血压性脑叶出血者，可见粟粒样动脉瘤的病理特征；脑血管畸形者，可发现各种类型脑血管畸形的病理特点；脑淀粉样血管病者，可在光镜下见到淀粉样物质沉积于血管壁的中膜和外膜，并可见弹力层断裂等现象。

四、临床表现

（一）各脑叶出血的共同临床特点

部分脑叶出血的患者年龄在 45 岁以下，一些患者没有高血压病史。部分癫痫患者的发病可表现为大发作或局限性发作。部分脑叶出血患者主要表现为头痛、呕吐、脑膜刺激征及血性脑脊液，而无肢体瘫痪及感觉障碍。仔细检查时，有些患者可有偏盲或象限盲、轻度的语言障碍及精神症状。少部分患者仅有头痛、呕吐而无其他症状和体征，容易误诊。约 63% 的脑叶出血患者出现偏瘫和感觉障碍，可表现为单纯的中枢性面瘫和中枢性舌下瘫，而没有明显的肢体瘫痪；有的患者表现为单肢的瘫痪；有的患者仅有瘫痪而无感觉障碍；有的患者只有感觉障碍而没有肢体瘫痪；有的患者发病后即有意识障碍，主要表现为昏迷，可通过压眶等检查来确定是否有肢体瘫痪。

（二）顶叶出血

顶叶出血可以出现各种感觉障碍，除一般的深浅感觉障碍外，有明显的复合感觉障碍，如两点辨别觉、图形觉、实体觉及定位觉等感觉障碍。上述症状是中央后回受损害所致。顶叶出血可以出现对侧肢体瘫痪或单瘫，多较轻，且下肢多重于上肢，是由于血肿或水肿波及中央前回而产生。

顶叶出血可有体象障碍，表现为偏瘫不识症，患者对自己的偏瘫全然否认，甚至否认是自己的肢体。

可出现幻肢现象，认为自己的手脚丢失，或认为自己的肢体多了一两个。也可出现身体左右定向障碍和手指失认症，患者分不清自己的拇指、示指、中指、环指及小指，且可出现手指使用混乱。

顶叶出血的患者还可出现结构性失用症，表现为对物体的排列运用障碍，如建筑、绘画、图案等涉及空间的关系不能进行排列组合，不能理解彼此正常的排列关系。如患者画一所房子时，把门或窗户画在房子外边。少数顶叶出血的患者可出现偏盲或对侧下 1/4 象限盲，这是由于出血损害了顶叶内通过的视觉纤维。

（三）颞叶出血

1. 失语

优势半球颞叶出血时，常有感觉性失语。病情严重者，与外界完全不能沟通，患者烦躁、冲动，偶有被误诊为精神病而送到精神病院者。这是由于血肿损伤了颞叶的感觉性语言中枢。优势侧颞叶出血向上扩展累及额叶运动性语言中枢时，也可出现运动性失语。一些颞叶出血患者可有混合性失语。

2. 精神症状

因为人类的情绪和心理活动与颞叶有密切的联系，所以，颞叶出血时可以出现精神异常的相关症状，如兴奋、失礼、烦躁，甚至自杀。一部分患者可出现颞叶癫痫。视野缺失在颞叶出血时较为常见，但多被失语及精神症状所掩盖。视野缺失以上 1/4 象限盲多见，偏盲也较常见。

颞叶出血很少有肢体瘫痪，当血肿波及额叶中央前回时，可出现肢体瘫痪，多较轻微，以面部及上肢为主。

（四）额叶出血

额叶与人类高级精神活动密切相关，因此，额叶出血时常可见到精神症状和行为异常，如摸索、强握现象，以及表情呆板、反应迟钝或答非所问。额叶出血的患者可有凝视麻痹，表现为双眼向病灶侧注视。额叶出血引起的凝视麻痹一般持续的时间较短，多为数小时至 3 天。

额叶出血患者出现瘫痪较多，以上肢瘫痪较重，而下肢及面部瘫痪较轻，有时，仅有下肢瘫痪。如血肿向后扩展波及顶叶的中央后回，可出现感觉障碍。还有一部分优势半球额叶出血的患者可出现运动性失语。

（五）枕叶出血

枕叶出血的患者均有视野缺失，多为偏盲。象限盲也很常见，多为下 1/4 象限盲。枕叶出血引起的中枢性偏盲为完全性，左右视野改变一致，与颞叶、顶叶引起的偏盲不同，枕叶为完全性偏盲。少数枕叶或单纯枕叶出血的患者一般不出现肢体瘫痪和感觉障碍。

五、辅助检查

（一）CT 检查

头部 CT 是诊断脑叶出血的首选方法。脑叶出血位于皮质下，在 CT 上呈圆形或椭圆形高密度影，边缘清楚，少数呈不规则形。可破入蛛网膜下腔和脑室内，一般无明显中线结构移位。

（二）脑脊液检查

因为脑叶出血位置表浅，破入蛛网膜下腔的机会多，再加上破入脑室者，约一半以上的患者脑脊液呈血性，约一半的患者颅内压增高。但腰椎穿刺（简称腰穿）不应作为脑叶出血的常规检查。

（三）脑血管造影

50 岁以下，非高血压性脑叶出血的患者，有条件时应做脑血管造影，如发现脑血管畸形或动脉瘤时，可考虑手术治疗。

六、诊断及鉴别诊断

（一）诊断

突然发生头痛、呕吐、脑膜刺激征，伴有神经系统定位体征，头部 CT 见脑叶内有高密度影时，可确诊为脑叶出血。如无 CT 时，可参照下列诊断指标。

突然头痛、呕吐、颈项强直的患者，伴有下列情况之一者，首先考虑脑叶出血：①感觉或命名性失语，伴有或不伴有偏瘫；②运动性失语或混合性失语，不伴偏瘫；③单纯偏盲或偏盲伴失语，不伴偏瘫。

突然头痛、呕吐、项强的患者，伴有下列情况之一者，考虑脑叶出血可能性大：①癫痫，有偏侧体征但不甚明显；②偏盲，伴有偏瘫，但没有偏身感觉障碍；③运动性失语，有偏瘫但无共同偏视；④混合性失语，有偏瘫但无偏身感觉障碍。

最后确诊仍需头部 CT 检查证实。

（二）鉴别诊断

起病后无肢体瘫痪及感觉障碍的脑叶出血，需与蛛网膜下腔出血相鉴别。视野缺失在除额叶出血外的其他脑叶出血中非常多见，在枕叶出血时表现为偏盲，在颞叶出血时表现为上 1/4 象限盲，在顶叶出血时表现为下 1/4 象限盲。蛛网膜下腔出血的患者很少出现视野缺失。失语症也常见于脑叶出血，额叶出血时可有运动性失语，脑叶出血时可有感觉性失语或命名性失语，但蛛网膜下腔出血时几乎无失语症。

起病后有偏瘫和感觉障碍的脑叶出血，需与壳核出血和丘脑出血相鉴别。壳核出血及丘脑出血均可破坏或压迫内囊后肢，临床上出现偏身运动障碍、偏身感觉障碍及对侧同向性偏盲，称为“三偏”征，或出现偏身运动障碍及偏身感觉障碍的“二偏”征，是由于传导运动、感觉及视觉的纤维在内囊后肢非常集中、靠近的结果。而脑叶出血位于皮质下白质，这里各种传导束比较分散，所以，这个部位的出血几乎不可能使全部传导束受损，因此临床上常单独出现运动障碍，甚至单瘫，或单独出现感觉障碍，或单独出现视野缺失。壳核出血及丘脑出血时出现凝视麻痹，发生率远较脑叶出血多，且丘脑出血时有特殊的眼位异常，如上视不能、内斜视、内下斜视。

七、治疗

脑叶出血如疑为动脉瘤破裂所致者，有人主张用止血药，常用 6 – 氨基己酸（EACA），每天 12 ~ 24 g，溶于生理盐水或 5% ~ 10% 葡萄糖液体 500 mL 中，静脉滴注 7 ~ 10 天改为口服，一般用 3 周以上。

脑叶出血因位置表浅，手术相对容易，损伤较小，故出血量大于 30 mL 时，可考虑手术治疗，清除血肿，尤其是非优势半球脑叶出血。如脑血管造影发现动脉瘤应争取做动脉瘤切除术或动脉瘤栓塞术。

第四节 脑干出血

一、概述

脑干包括脑桥、中脑和延髓。脑干是脑神经核集中的地方，也是除嗅觉和视觉外所有感觉和运动传导束通过的地方，脑干网状结构也在脑干内，它是维持清醒状态的重要结构。当脑干受到损伤时，可出现脑神经麻痹、肢体瘫痪、感觉障碍和意识障碍等。

脑干出血是指非外伤性的脑桥、中脑和延髓出血。脑干出血中以脑桥出血最多见，中脑和延髓出血则较少。脑干的主要结构有以下 3 个部分。

（一）脑桥

神经核：面神经核、展神经核、位听神经核、三叉神经核及旁外展核（脑桥双眼侧视运动中枢）等。

传导束：皮质脊髓束、皮质延髓束、脊髓丘脑束、内侧纵束等。

网状结构。

供应动脉：来自基底动脉的分支旁中央动脉、短旋动脉及长旋动脉，共三组。

（二）中脑

神经核：动眼神经核、滑车神经核、红核、黑质及位于上丘内的双眼垂直注视中枢等。

传导束：皮质脊髓束、皮质延髓束、内侧纵束、脊髓丘脑束等。

网状结构。

供应动脉：旁中央动脉（来自后交通动脉、基底动脉及大脑后动脉），短旋动脉（来自脉膜丛前动脉、大脑后动脉及小脑上动脉），长旋动脉（来自大脑后动脉）共三组。

（三）延髓

神经核：疑核、迷走神经背核、三叉神经脊束核、舌下神经核、薄束核及楔束核等。

传导束：皮质脊髓束、脊髓丘脑束等。

网状结构。

供应动脉：延髓的动脉来自脊髓前动脉、脊髓后动脉、椎动脉和小脑后下动脉，也可分为旁中央动脉、短旋动脉、长旋动脉三组。

二、病因

一般认为，高血压病和血管畸形是脑干出血的主要原因。动脉瘤、动脉炎及血液病等亦可是脑干出血的原因，但均少见。

三、病理

（一）脑桥

1. 出血动脉

供应脑桥的动脉中，旁中央动脉最易破裂出血，原因是旁中央动脉自基底动脉发出后，其管腔突然变细，且血流方向与基底动脉相反，使血管壁易受损害而形成微动脉瘤，而且血管内的压力也最易受基底动脉血压的影响，在血压突然升高时容易破裂出血。所以，有人也把旁中央动脉称为脑桥的出血动脉。

2. 出血部位

按血肿所在位置分为被盖部、基底部和被盖基底部（血肿同时累及被盖部和基底部），以基底部和被盖基底部多见。

3. 血肿扩展

脑桥出血可向上波及中脑甚至丘脑，但很少向下侵及延髓。脑桥出血经常破入第四脑室，但很少破入蛛网膜下腔。

（二）中脑

1. 出血动脉

主要为位于大脑脚内侧的动眼动脉起始部动脉破裂出血。

2. 出血部位

多位于中脑腹侧尾端靠近中线的部位，也可位于被盖部。

3. 血肿扩展

向背侧破入大脑导水管；向上破入丘脑和第三脑室；向腹侧破入脚间池；向下波及脑桥；向对侧扩展。

（三）延髓

延髓出血临床非常少见，病理资料也很少。血肿多位于延髓的腹侧，有时可波及脑桥下部，但很少破入第四脑室。血肿大小为直径 1 ~ 2 cm。

四、临床表现

（一）中脑出血

1. 轻症中脑出血

中脑出血量较小时，表现出中脑局限性损害的症状，意识障碍轻，预后好。

斯特奇 – 韦伯综合征（Sturge-Weber 综合征）：一侧中脑腹侧出血时，可损害同侧的动眼神经和大脑脚，出现同侧动眼神经麻痹及对侧肢体瘫痪。

垂直注视麻痹：当中脑出血累及上丘时，可以出现双眼上下视不能或受限。

不全性动眼神经麻痹或核性眼肌麻痹：当出血量很小时，血肿没有波及大脑脚和上丘，所以临床上可无肢体瘫痪和垂直注视麻痹。

嗜睡：因为中脑出血多累及中脑被盖部的网状结构，所以多数中脑出血的患者出现嗜睡。

2. 重症中脑出血

中脑出血量较大时，出现昏迷、去脑强直，甚至很快死亡。

昏迷：大量出血破坏了中脑网状结构，患者发病后很快出现昏迷。

瞳孔：双侧瞳孔中度散大，是由于双侧缩瞳核损害所致，也可表现出瞳孔不等大。

四肢瘫或去大脑强直：双侧大脑脚损害可出现四肢瘫，中脑破坏严重时可出现去大脑强直。

（二）脑桥出血

临床上，脑桥出血并不少见。过去曾经认为昏迷、针尖样瞳孔、高热及四肢瘫是典型脑桥出血的表现，但随着 CT 的普及和磁共振成像（MRI）的临床应用，发现上述临床表现仅是少部分重症脑桥出血的症状，大部分脑桥出血的出血量不大，并没有上述的典型表现，而仅表现出脑桥局部损害的一些症状，如交叉瘫和脑桥的一些综合征。临床上发现，脑桥出血的血量大于 5 mL 时，患者的病情多较重，出现上述所谓的“典型症状”；而出血量低于 5 mL 时，则仅出现脑桥局部损害的症状，所以，出血量 5 mL 以上的脑桥出血又称为重症脑桥出血，出血量 5 mL 以下的脑桥出血又称为轻症脑桥出血，现分述如下。

1. 重症脑桥出血

昏迷：由于大量出血破坏了位于脑桥被盖部的脑干网状结构，患者发病后很快出现昏迷，且多为深昏迷。出现深昏迷者，预后不良，多数死亡。

瞳孔缩小：重症脑桥出血患者的瞳孔常极度缩小，呈针尖样，是脑桥内下行的交感神经纤维损伤所致。

高热：由于损伤了联系下丘脑体温调节中枢的交感神经纤维，临床上患者出现高热，有时可达到40℃。早期出现高热者，预后不良。

四肢瘫痪：重症脑桥出血患者多出现四肢瘫痪，双侧病理反射。少数患者可出现去大脑强直，预后不良。

2. 轻症脑桥出血

出现头痛、头晕、恶心、呕吐等症状。意识障碍轻或无，或为一过性，多为嗜睡，少数患者可有昏睡。

交叉性症状：即同侧的脑神经麻痹（同侧的面神经麻痹、展神经麻痹或同侧的面部感觉障碍），伴对侧肢体瘫痪、感觉障碍。

眼部症状：共同偏视（凝视瘫痪肢体）、霍纳征、眼球震颤（简称眼震）。

偶有患者表现为同侧的中枢性面、舌瘫和肢体瘫，是由于血肿位于脑桥上部腹侧，在损伤了皮质脊髓束的同时，损伤了还没交叉到对侧的皮质脑干束。此时需与大脑半球出血相鉴别。

脑桥综合征：①一个半综合征，又称脑桥麻痹性外斜视。表现为双眼作水平运动时，出血侧眼球不能内收和外展（一个），对侧眼球不能内收，但能外展（半个），并伴水平眼震。血肿位于一侧脑桥下部被盖部，损害了同侧的内侧纵束和旁外展核所致。②内侧纵束综合征，又称为前核间性眼肌麻痹。表现为双眼作水平运动时，出血侧眼球不能内收，同时对侧眼球外展时出现水平眼震，是由出血侧内侧纵束损伤所致。③脑桥腹外侧综合征。表现为同侧的面神经与展神经麻痹，对侧的肢体瘫痪。血肿位于脑桥腹外侧，影响了同侧的展神经核与面神经核或其神经根，同时损害了锥体束。④脑桥腹内侧综合征。表现为双眼向病灶对侧凝视，对侧肢体瘫痪。血肿影响了旁外展核、内侧纵束及锥体束。

（三）延髓出血

延髓出血多以眩晕、呕吐、头痛起病，伴有眼震、吞咽困难、交叉性感觉障碍、偏瘫或四肢瘫痪。部分患者也可表现出瓦伦贝格综合征（Wallenberg 综合征）：①眩晕、呕吐、眼震；②声音嘶哑、吞咽困难；③患侧共济失调；④患侧霍纳征；⑤患侧面部和对侧肢体痛觉减退。延髓出血量较大时，患者发病后即刻昏迷，甚至很快死亡。

五、辅助检查

（一）CT 检查

头部 CT 检查是诊断脑干出血最常用的方法，分辨率高的 CT 检查能发现绝大部分的脑干出血。当出血量很小或出血时间长时，尤其是延髓出血时，CT 可能出现漏诊。

（二）MRI 检查

MRI 检查不作为脑干出血的常规检查，只有当出血量很小或出血时间较长时，尤其临床疑为延髓出血，CT 检查不能确定诊断时，MRI 检查可明确诊断。

六、诊断

高血压患者，突然出现头痛、呕吐，有脑干损害的症状，应考虑脑干出血的可能，检查头部 CT 或 MRI 即可确诊。

七、治疗

脑干出血的患者急性期通常需要在重症监护室中救治，绝对卧床休息，严密监测生命体征，保持呼吸道通畅，应用甘露醇等降颅压、减轻脑水肿，维持水电解质平衡，预防痰液及食物窒息、应激性溃疡、呼吸循环衰竭、心律失常、肺部感染、压疮等并发症，同时加强营养。

第五节　脑室出血

一、概述

脑室出血分为继发性脑室出血与原发性脑室出血两种。继发性脑室出血是指脑实质出血破入脑室系统，原发性脑室出血是指脉络丛血管破裂出血和距脑室管膜 1.5 cm 内脑组织出血破入脑室（不包括丘脑出血及尾状核出血）。本节仅讨论原发性脑室出血。

二、病因

脑室出血的病因有烟雾病、高血压、室管膜下腔隙性脑梗死、脉络丛血管畸形、肿瘤、脑室内动脉瘤、各种血液病等。

三、病理

脑室出血可见于各脑室，可从一个脑室进入其他脑室。出血量不大时，血液可局限于一或两个脑室内。出血量大时，血液可充满整个脑室系统，形成脑室铸型。如果血块阻碍脑脊液流通，会产生急性梗阻性脑积水，导致脑室扩张。脑室铸型和产生急性梗阻性脑积水均可挤压和损伤下丘脑和脑干，并产生脑疝。

四、临床表现

过去曾认为脑室出血临床症状重，多数会导致昏迷、高热、四肢瘫或去大脑强直、瞳孔缩小，预后不良。其实，这种传统意义上的脑室出血仅是脑室出血的严重情况，是重型脑室出血。近年来，经大量临床与 CT 检查观察发现，大部分脑室出血患者的出血量小，临床症状轻，预后好，为轻型脑室出血，现分述如下。

（一）轻型脑室出血

患者突然头痛、恶心、呕吐，意识清楚或有轻度一过性意识障碍，颈项强直，克氏征阳性。一般无偏侧体征。腰穿为均匀血性脑脊液，临床症状酷似蛛网膜下腔出血。

（二）重型脑室出血

脑室出血量很大，形成脑室铸型或出现急性梗阻性脑积水时，患者在突然头痛、呕吐后，很快出现昏迷，或以昏迷起病。瞳孔极度缩小，常被描述为“针尖样瞳孔”。两眼分离斜视或眼球浮动。四肢弛缓性瘫痪，可有去大脑强直，也可表现为四肢肌张力增高。双侧病理反射阳性。部分患者出现大汗、面色潮红、呼吸深、鼾声明显。严重者可出现中枢性高热，有应激性溃疡时可呕吐咖啡样物。

五、辅助检查

（一）CT 检查

CT 检查是诊断脑室出血最可靠的方法。脑室出血 CT 表现为脑室内高密度影。出血量少时，局限在脑室局部。侧脑室出血时，有时由于血液重力关系，血液可沉积在侧脑室后角和侧脑室三角部，在此处形成带有水平面的高密度影。出血量大时，可在脑室内形成铸型。如出现急性梗阻脑积水时，可见脑室对称性扩张。

（二）CT 血管造影

疑有烟雾病或血管畸形时，应做 CT 血管造影。但数字减影全脑血管造影仍是最可靠的血管造影方法。

（三）脑脊液检查

脑室出血的患者腰穿可发现压力增高，均匀一致的血性脑脊液。但因为不能与继发性脑室出血、蛛网膜下腔出血鉴别，脑脊液检查不能作为脑室出血的最终诊断依据。

六、诊断及鉴别诊断

（一）诊断

突然头痛、呕吐，查体有脑膜刺激征的患者，应考虑有脑室出血的可能，CT 检查发现脑室内有高密度影并除外继发性脑室出血后即可诊断。

（二）鉴别诊断

需与临床上同样表现为头痛、呕吐、脑膜刺激征的继发性脑室出血和蛛网膜下腔出血相鉴别，做 CT 检查可明确诊断。

七、治疗

（一）内科治疗

中等量以下脑室出血可采取内科治疗，给予甘露醇和甘油脱水降颅压。脑室出血患者头痛一般多较重，颅压增高明显，脱水剂的用量可适当增加。另外，可应用镇痛及镇静药物。疑有动脉瘤破裂出血时，可应用止血药，如 6 – 氨基己酸等。

（二）外科治疗

脑室出血量较大形成脑室铸型或出现急性梗阻性脑积水时，应进行手术治疗。手术治疗包括脑室引流术和开颅脑室内血肿清除术，前者应用较多，并可同时做脑室清洗和脑脊液置换。

第六节　小脑出血

一、概述

小脑出血的发病率约占全部脑出血的 10%。小脑出血发病突然，症状不典型，常累及脑干和（或）阻塞第四脑室，易出现枕骨大孔疝导致死亡。临床医师应对本病有充分认识，及时利用 CT 等检查手段，以提高诊治水平。

二、病因

小脑出血的病因仍以高血压动脉硬化为主，高龄者以高血压动脉硬化为主，儿童及青少年以脑血管畸形多见，其他少见的病因有血管瘤、血液病等。

三、病理

小脑出血的部位大部分位于半球，小部分位于蚓部。小脑半球出血一般均位于齿状核处，外观见出血侧半球肿胀，切面见蚓部向对侧移位。血肿可穿破第四脑室顶流入第四脑室，血量较多时可经导水管流入第三脑室及侧脑室，致导水管及脑室扩张积血。有的血肿虽未穿破脑室，但出血肿胀的小脑可挤压第四脑室使其变窄，影响脑脊液循环，也可挤压脑干，特别是脑桥的被盖部，有时小脑中脚亦可被出血破坏。小脑半球出血时，有的可出现小脑上疝，致中脑顶盖部受压变形。小脑出血使颅后窝压力明显增高，易出现枕骨大孔疝引起死亡。

四、临床表现

发病突然，常出现头痛、头晕、眩晕、频繁呕吐、眼震及肢体共济失调，部分患者会出现不同程度意识障碍。其临床症状大致可分为以下 3 组。

（一）小脑症状

可出现眩晕、眼震、肌张力降低、共济失调及言语障碍。意识清楚者可以查出上述体征，特别是蚓部或前庭小脑纤维受损者眼震明显，眼震多为水平性，偶见旋转性、垂直性。半球出血者同侧肢体肌张力降低，出现共济失调；蚓部出血出现躯干性共济失调。病情严重发病后很快昏迷者，上述症状及体征常被脑干受损等继发症状所掩盖，难以查出，故易被误诊。

（二）脑干受压症状

小脑位于脑桥、延髓的背部，出血肿胀的小脑易挤压脑干使之移位；或血肿破坏小脑脚侵及脑干；或血肿破入第四脑室，使第四脑室、导水管扩张积血，其周围灰质受压水肿和（或）血液由破坏的室管膜直接渗入脑干均可出现脑干受压症状，常见的症状有：①瞳孔缩小。②眼位异常。可出现共同偏视、眼球浮动或中央固定。③脑神经麻痹。最常见的是周围性面瘫，面瘫程度一般不重，少数患者可见外直肌力弱。

（三）高颅压及脑膜刺激征

头痛、呕吐及脑膜刺激征都是小脑出血常见的症状。小脑出血时呕吐较一般颅内出血更为严重，往往为频繁呕吐，其原因除高颅压外，主要是脑干受侵，特别是第四脑室底受累，因此频繁呕吐是小脑出血时较重要的症状。小脑出血时高颅压症状明显的原因除出血占位外，血液破入脑室扩张积血，或凝血块及肿胀的小脑阻塞脑脊液循环引起梗阻性脑积水，进一步使颅压增高，极易发生枕骨大孔疝引起死亡。曾有意识尚清的小脑出血患者，在门诊送往 CT 室检查过程中即发生枕骨大孔疝引起死亡。因此，疑诊为小脑出血的患者，即使意识清楚，亦应警惕有发生枕骨大孔疝的可能。由于小脑出血的出血量不同、是否穿破脑室、有无脑干受压等情况不同，临床症状也会轻重不等，大致可分为 4 型。

1. 重型

出血量多，血肿穿破脑室，很快昏迷，脉搏减慢，眼球浮动或分离斜视等脑干受压症状，预后不良，常于短期内死亡。

2. 轻型

出血量少，未破入脑室，血肿可被吸收，多可治愈。

3. 假瘤型

起病较缓慢，头痛、呕吐，有明显小脑体征，颅压增高，适合手术治疗。

4. 脑膜型

主要出现颈项强直及脑膜刺激征，预后较好。

五、辅助检查

（一）CT 检查

自 CT 检查应用于临床以后，小脑出血得以在患者生前明确诊断，因此 CT 检查是本病的首选检查项目。它不仅可以确定出血部位、范围、出血量，还可确定有无穿破脑室及脑室内积血的情况，对诊断和治疗均十分必要。此外，还要观察第三脑室与侧脑室是否有积血或扩大。有时小脑出血量很少，颅后窝伪影较多，必要时可行颅后窝薄扫以助诊断。

（二）其他检查

疑为脑血管畸形、血管瘤等病因引起的小脑出血，应做 MRI 或数字减影全脑血管造影等检查以明确病因。

六、诊断及鉴别诊断

由于小脑出血缺乏特异性症状，因此凡是突然眩晕、头痛（特别是后枕部疼痛）、频繁呕吐、瞳孔缩小、肢体共济失调、意识障碍迅速加重者，应高度怀疑小脑出血，立即护送进行头部 CT 检查以明确诊断。在未做头部 CT 检查以前，要注意与蛛网膜下腔出血、脑干出血或梗死、椎 – 基底动脉供血不足、大脑半球出血相鉴别，要仔细查体，注意有无眼震、瞳孔大小及眼位、肢体肌张力及共济运动情况。某些患者还可出现强迫头位，对疑似患者可依据 CT 检查结果以资鉴别。

七、治疗

（一）内科治疗

适用于出血量＜ 15 mL、意识清楚、临床及 CT 所见无脑干受压症状、血肿未破入脑室系统者。可用脱水降颅压及脑保护治疗，与一般脑出血相同，但应密切观察病情，一旦症状加重，应复查头部 CT，进一步了解血肿及其周围水肿变化情况，以决定是否需要手术治疗。

（二）手术治疗

血肿≥ 15 mL 或血肿直径＞ 3 cm 者，可考虑手术治疗；出血量≥ 20 mL 或有脑干受压征或血肿破入脑室系统并出现梗阻性脑积水者，应紧急手术清除血肿，否则可能随时发生脑疝死亡；如小脑出血由血管畸形或血管瘤破裂所致，可手术治疗。

第二章　蛛网膜下腔出血临床诊疗

蛛网膜下腔出血是指血液直接进入蛛网膜下腔后的一种病理改变。最常见的原因是由头部外伤引起，称为外伤性蛛网膜下腔出血。非外伤引起的蛛网膜下腔出血称为自发性蛛网膜下腔出血。

一、外伤性蛛网膜下腔出血

（一）概述

1963 年，美国巴尔的摩医学中心对 1 367 例尸检研究也发现外伤性蛛网膜下腔出血（tSAH）是颅脑伤后最常见的病理变化。美国外伤昏迷资料库（TCDB）显示，753 例重型脑外伤患者中，39% 的患者在伤后首次 CT 扫描出现 tSAH。日本学者分析 197 例闭合性脑损伤患者，发现 12% 的患者 CT 扫描仅表现为 tSAH。另一位日本学者报道 414 例重型颅脑损伤患者，23% CT 扫描见 tSAH。关于轻型脑外伤患者 tSAH 发生率报道不一，美国学者回顾了 712 例轻型脑外伤患者 CT 资料，发现 tSAH 是最常见的影像学改变。但也有医生的报道与上述结果相反，认为轻型脑外伤患者 tSAH 发生率仅为 2% ~ 4%。

（二）病理生理机制

tSAH 很可能涉及多种致伤机制。创伤导致颅内动脉或桥静脉破裂，这种破裂可以是完全或不完全的，可以是多根或单根血管。脑皮质的挫伤亦可引起 tSAH，此点已为尸检资料所证实。有人研究发现，大脑后循环通路血管损伤是引起颅底蛛网膜下腔出血的常见原因。还有人发现轻度或中度脑外伤也可引起基底池出血，且有时向大脑凸面扩展。外伤性动脉破裂不仅发生于颅底，亦可发生于大脑凸面。

tSAH 对脑组织造成继发损害表现为多方面，主要有：① tSAH 刺激及红细胞碎裂所释放的 5- 羟色胺、内皮素，特别是氧自由基等有害物质则引起脑血管痉挛，脑血管痉挛容易导致脑梗死，且脑血管痉挛使脑血流量进一步下降，加重脑水肿；② tSAH 致 Ca^{2+} 通道开放，从而破坏细胞内脂质和蛋白质的正常代谢，严重者导致神经细胞凋亡；③ tSAH 的降解产物对脑组织有毒性作用。因此，尽快清除脑脊液中的积血，尤其是去除其有害的代谢产物，具有至关重要的作用。

tSAH 最常见的并发症是脑脊液循环通路受阻所引起的脑积水。脑积水的发生取决于出血的程度及基底池受累的情况，大部分蛛网膜下腔出血病例中，脑脊液循环通路受阻是一过性的，不会发展成粘连性蛛网膜炎，而最终导致交通性脑积水。

（三）临床表现

1.tSAH 患者的临床特征

（1）年龄

tSAH 常出现于年龄较大的患者。随着年龄的增长，tSAH 的发生率也有所增加。在老年患者中常发现 tSAH 是因为老年人蛛网膜下腔扩大而使积血容易辨认。这可以解释为什么大量的积血常见于老年患者。

（2）致伤原因

一组临床资料表明，约有 37% 的 tSAH 患者受伤与车祸有关。车祸致伤可以是高强度伤，这种情况下弥漫性轴索损伤出现概率比局灶性损伤高。年轻患者与交通事故密切相关，这些患者中更有可能出现弥漫性轴索损伤。

（3）伤前饮酒

酒精中毒与头颅外伤后严重蛛网膜下腔出血联系密切。较多临床资料发现急性酒精中毒的患者蛛网膜下腔出血的发生率增加。但也有一组资料表明 tSAH 和蛛网膜下腔出血两组患者的急性酒精中毒百分率没有明显的差别。他们还进一步研究发现局灶性 tSAH 的患者与无 tSAH 的患者酒精中毒比例没有明显差别。而广泛性 tSAH 的患者中急性酒精中毒比例明显上升。酒精会影响颅脑损伤患者的伤情程度判断，使其格拉斯哥昏迷指数（GCS）评分降低。另外酒精可能使患者病情恶化。

（4）体温

一组临床研究发现 tSAH 患者的首次平均体温为 36.3℃。在伤后第 1 个 24 h，体温开始上升，达 37.5℃。在第一个 48h 达到 38.2℃，在伤后早期几天体温维持在这个水平。有人提出 tSAH 的患者伤后早期体温升高是由于蛛网膜下隙的血液分解产物积累有关。但也有人认为有或无蛛网膜下腔出血存在的患者其体温曲线没有明显的差别。

（四）临床检查

CT 检查快捷，诊断准确，在颅脑外伤的诊断中发挥着重要作用，是颅脑外伤的首选检查方法。tSAH 常与颅内其他损伤并存。CT 扫描能清晰地显示 tSAH 出血的部位和程度。

1. 出血量

出血量的多少取决于出血当时蛛网膜下腔存在的空间大小。空间越大，可测量到的蛛网膜下腔出血的出血量越大，可能比空间小的 CT 密度要低，这也许是解释为什么老年人 CT 可见的蛛网膜下腔出血发生率高的原因之一。另一个原因是伤后首次 CT 的检查时间，因为蛛网膜下腔出血的检测以及出血量取决于伤后发生的形态上的变化。一个快速出现的脑肿胀或颅内出血的进展可使蛛网膜下腔消失。另外，CT 扫描技术及骨窗的水平也影响 tSAH 的发现。

CT 扫描出血量的确认和定量评估：利用半定量法计算蛛网膜下腔出血量。首先将基底池和脑裂分成 10 个部分：纵裂池、左侧裂池、右侧裂池、左基底池、右基底池、左鞍上池、右鞍上池、左环池、右环池、四叠体池。这 10 个脑池和脑裂中的每一个都据其血量分别积分。0 分，无血；1 分，少量积血；2 分，中等量；3 分，充满积血。总分为 30 分。如果大脑凸面脑沟中出现积血，不能按照上述方法进行计分，应使用另外的方法。考虑到大脑凸面蛛网膜下腔的积血量较基底池多，可按下述方法进行积分。0 分，无血；3 分，小量积血；6 分，中等度积血；9 分，充满积血。蛛网膜下腔出血计分总分为 48 分，可将 6 分以下计为少量 tSAH，6 ~ 13 分为中度 tSAH，13 分以上为广泛性 tSAH。定量评估的方法亦可使用自发性蛛网膜下腔出血的评估方法。使用 4 级计分法。1 分，无积血；2 分，广泛出血但无凝血块，积血厚度< 1 mm；3 分，积血厚度超过 1 mm；4 分，脑室内出血。

2.tSAH 清除

CT 扫描是否有出血及出血的程度与影像检查的时间有关，因为 tSAH 的血液会迅速稀释于脑脊液中。在伤后早期即在蛛网膜下腔消失。在一组 tSAH 患者临床资料分析发现，伤后平均 4 h 左右的首次 CT 扫描发现的出血量较伤后 65 h 的第 2 次 CT 扫描多 1 倍。另一组临床资料则发现 tSAH 出血量在首次 CT 检查后的 24 h 内再次行 CT 检查时，蛛网膜下腔出血量比原来下降 20%。通常情况下，tSAH 出血量在首次 CT 检查后的第 2 天减少至原来的 1/2，第 3 天减少至原来的 1/3。tSAH 所致的血肿清除速度要比动脉瘤引起的出血快，后者还要考虑到再出血的可能。

（五）治疗与预后

1.tSAH 患者的治疗

tSAH 的治疗以药物治疗为主。脑血管痉挛是 tSAH 最常见并发症，是增加 tSAH 患者病死、病残率的主要原因。早期积极地使用氧自由基清除剂的同时应尽早使用血管扩张剂。丹参能抑制血小板聚集、改善脑微循环；钙通道阻滞剂尼莫地平能高度特异性地与相关受体结合，阻断 Ca^{2+} 进入血管平滑肌细胞内，使血管平滑肌松弛，从而达到解除或缓解脑血管痉挛的作用。

尼莫地平是针对重型颅脑伤患者所研究的钙通道阻滞剂之一，初步证实它对动脉瘤性蛛网膜下腔出血所致的缺血性脑损伤有预防作用。当然这一研究结果并不是结论性的。欧洲研究组 3 期临床研究结果表明，尼莫地平对重型颅脑伤患者无明显疗效。然而，尼莫地平在 CT 检查上显示 tSAH 的患者则有一定的效果，它能明显地减低病死、病残率。

2.tSAH 患者的预后

欧洲研究组 3 期临床研究提示 tSAH 患者伤后 6 个月预后明显差于无蛛网膜下腔出血

的同期颅脑损伤患者。无蛛网膜下腔出血患者的不良预后为30%，tSAH患者为60%；两组的植物生存状态和重残率则相似。tSAH患者的不良预后发生率为无蛛网膜下腔出血患者的2倍。

（1）出血量对预后的影响

不良预后率直接与首次头部CT所显示的出血量相关。出血量越大，病死、病残率就越高。第1周的死亡主要发生在有广泛蛛网膜下腔出血的患者中。

（2）出血部位对预后的影响

出血部位对预后也有明显影响。出血常见于大脑半球凸面，合并基底池出血时危险更大。当基底池前部发生蛛网膜下腔出血时不良预后率最高。天幕部位的出血对预后没有明显影响。

（3）头部CT的影像学改变对预后的影响

正如Fisher分级系统，脑室系统内出血的不良预后率很高。tSAH同时伴有脑内血肿的预后较差，当伴有接近大脑半球凸面硬脑膜的脑挫裂伤时则相对较轻。

（4）人群分布和临床因素与预后的关系

欧洲研究组3期临床研究显示年龄不是决定tSAH患者预后的主要因素。饮酒后受伤对tSAH患者预后亦无明显影响。其他因素如颅骨骨折、开颅血肿清除术、颅内高压等均明显影响患者预后。在tSAH患者中，伤后早期意识状态是最重要的决定因素，其中以运动评分最有意义。在伤后早期昏迷越深，预后越差。

（5）功能评估

颅脑损伤后6个月评估患者的记忆力、个性改变、语言障碍、偏瘫程度，以及社会属性和能否参加工作。tSAH和无蛛网膜下腔出血生存者的主要差异在于语言障碍、社会属性的改变。伤后6个月，2/3的生存者未能恢复工作，与是否发生tSAH无明显相关。

（6）创伤后癫痫

欧洲研究组3期临床研究的全部病例中，创伤后癫痫的发病率为8%。tSAH患者的创伤后癫痫发病率为17%，是无蛛网膜下腔出血患者的2倍。创伤后癫痫可能是由于tSAH出血和血红蛋白释放的铁离子沉积导致癫痫病灶的形成。

二、自发性蛛网膜下腔出血

自发性蛛网膜下腔出血又分为原发性蛛网膜下腔出血与继发性蛛网膜下腔出血两种，由各种原因引起软脑膜血管破裂，血液流入蛛网膜下腔者称原发性蛛网膜下腔出血；如为脑实质内出血，血液穿破脑组织进入脑室或蛛网膜下腔者，称继发性蛛网膜下腔出血。自发性蛛网膜下腔出血原因很多，最常见的是由颅内动脉瘤破裂出血造成，虽然经常描述为蛛网膜下腔出血，动脉瘤破裂也能影响到脑实质、脑室系统或硬膜下腔，病死率和并发症发生率都很高。

（一）病因及发病机制

1. 病因

（1）颅内动脉瘤破裂

颅内动脉瘤破裂是蛛网膜下腔出血最常见的病因。这种动脉瘤不是先天性的，但可随时间推移而发展。在一些患者中，还存在一些动脉瘤特异的病因，如外伤感染或结缔组织病。在普通人群中发现囊性动脉瘤的频率取决于动脉瘤大小的定义和搜寻未破裂动脉瘤的力度。

（2）脑血管畸形

脑血管畸形是脑血管发育异常形成的畸形血管团，而动静脉血管畸形是最常见的脑血管畸形，表现为颅内某一区域血管的异常增多和形态畸变。形成原因被认为是在胚胎第3、4周时，脑血管发育过程受到阻碍，动静脉之间直接交通而形成的先天性疾病，动静脉之间没有毛细血管，代之以一团管径粗细和管壁厚薄不均的异常血管团。

（3）高血压动脉硬化

动脉粥样硬化时，动脉中的纤维组织代替了肌层，内弹力层变性断裂，胆固醇沉积于内膜，经过血流冲击逐渐扩张形成梭形动脉瘤极易引起破裂出血。

2. 发病机制

（1）与颅内动脉瘤出血有关的机制

多数脑动脉瘤发生在 Willis 环及其动脉分叉处，此处是血管最薄弱的地方，常只有一层内膜而缺乏中膜和外膜，并且此处承受的血流冲击力也最大。由于瘤内、瘤壁和瘤外的条件变化，可导致动脉瘤破裂使血液流入蛛网膜下腔，但这种观念已被大量相反的观察结果所改变。经研究发现，颅内动脉肌层缝隙无论在有动脉瘤患者中还是在没有动脉瘤患者中都是存在的，而且常被致密的胶原纤维填塞加固。另外，肌层任何缺陷并不在动脉瘤的颈部，而在动脉瘤囊壁的部位。所以，现有学者认为动脉瘤获得性改变可能是高血压所致。吸烟、酗酒这些危险因素很可能导致分叉处近远端动脉内膜层增厚，这些内膜层无弹性，可使血管壁更有弹性的部分张力增加。当血压突然升高时，动脉壁薄弱部位便会破裂出血。主要因素有：①瘤内因素。高血压可增加动脉瘤瘤腔内的张力和瘤壁的负荷，加速瘤壁动脉硬化的进程。动脉瘤内的血液涡流所产生的振动如与瘤壁的共振频率相同，会引起瘤壁结构疲劳，导致动脉瘤壁的弱化使动脉瘤破裂出血。②瘤壁因素。包括瘤壁机械性疲劳、滋养血管闭塞和酶的作用等因素。这些因素可使瘤壁局限性弱化，在瘤壁弱化部位出现小的突起，易破裂出血。③瘤外因素。动脉瘤外的压力在很大程度上影响动脉瘤的破裂，颅内压降低时会增加动脉瘤破裂出血的概率。

（2）与脑动静脉畸形出血有关的机制

异常血管团的小动脉、小静脉和毛细血管有的缺乏弹力层或肌层，有的管壁仅为一层内皮细胞，薄壁血管容易破裂出血。脑凸面的蛛网膜下腔出血可来自表浅的动静脉血管畸形。在10%～20%动静脉血管畸形的供血动脉上可形成囊性动脉瘤，推测是血流明显增加和动脉壁张力增加所致。在这些患者中，动脉瘤的部位不同于典型Willis环上的囊性动脉瘤，出血更常进入脑实质而不是蛛网膜下腔。有研究表明，动静脉畸形引起的血流动力学改变是伴发动脉瘤的成因，伴发动脉瘤的动静脉畸形出血率较高。脑动静脉畸形伴发动脉瘤是畸形血管适应其内血流动力学状况的一种形态学表现，一旦血流动力学变化超出动脉瘤壁承受力，即形成出血。伴发的动脉瘤与动静脉畸形血管团位置关系不同，出血程度也不同。

（二）病理生理改变

1. 病理

血液进入蛛网膜下腔后，脑脊液被染色，整个或部分脑表面呈现紫红色。血液在脑沟、脑池内红细胞沉积，故染色更深。如果出血量大，脑表面可有薄层血凝块覆盖，颅底部的脑池内血凝块的积贮更明显。如为脑动脉瘤破裂所致者，则于动脉瘤破裂处积血尤多，可将动脉瘤完全包埋。如为大脑前动脉或前交通动脉瘤破裂，于半球间纵裂处形成血肿，血肿可穿破终板破入第三脑室或向上经透明隔破入侧脑室，或破入额叶形成额叶血肿。如为大脑中动脉瘤破裂，则积血主要位于脑岛池、外侧裂池，再累及额叶或穿通人脑室系统。后交通动脉瘤或基底动脉瘤破裂，则于鞍池、脚间池、桥池及小脑脑桥角池等呈厚层积血，脑表面充血肿胀。

随着时间的推移，蛛网膜下腔的大量红细胞出现不同程度的溶解，释放出含铁血黄素，使邻近的脑皮质及软、硬脑膜呈现不同程度的铁锈色，同时局部可有不同程度的粘连。部分红细胞随着脑脊液沉入蛛网膜颗粒，使其堵塞，引起脑脊液吸收减慢，最后产生交通性脑积水。较严重的蛛网膜下腔出血由于血小板释放5－羟色胺及血管创伤，可引起局部脑血管痉挛，部分患者可继发脑梗死。显微镜下，通常在发病12 h以内即可见到颅内组织的防御反应，即脑膜细胞及游离单核细胞有吞噬红细胞现象。36 h以后可见血块的机化迹象，其成纤维细胞部分来自软脑膜，部分来自血管的外膜，渗入血块之内。与此同时，机化现象缓慢进行，最后形成一层闭塞蛛网膜下腔的瘢痕。

2. 病理生理

蛛网膜下腔出血后的病理生理学改变与出血量、出血部位和血液在蛛网膜下腔存留的时间长短有关。原因主要有这样几种：①蛛网膜下腔出血后，由于管壁异常血液渗出或管壁破裂血液涌入蛛网膜下腔，使颅腔内容物增加，可很快发生颅内压增高和全身应激反应，颅内压增高可使动脉瘤壁内外压力梯度降低，加上载瘤动脉急性痉挛，有助于动脉瘤止血。

但一般颅内压随着蛛网膜下腔出血后患者临床分级的恶化而增高。②血液刺激引起的无菌性脑膜炎，可致剧烈头痛及脑膜刺激征，还可引起自主神经机能受损而出现高血压和心律失常。③大量积血或凝血块沉积于颅底，刺激脑膜形成大量渗出液导致蛛网膜粘连，部分凝集的红细胞还可堵塞蛛网膜颗粒，影响脑脊液循环通路，使脑脊液的吸收受阻，轻者引起亚急性或慢性脑积水，重者可发生急性交通性脑积水，使颅内压急骤升高，进一步减少了脑血流量，加重了脑水肿，甚至导致脑疝形成。④动脉瘤破裂出血后，动脉短时间痉挛对减少或终止出血有保护作用，但持久痉挛，可使脑组织发生严重缺血或引起脑梗死，出现神经功能缺失症状。

（三）临床表现

1. 诱因及前兆

人在任何情况下都有可能发生蛛网膜下腔出血。有一部分患者是在“正常”情况下发生的，有一部分患者是在睡眠或休息状态下发生的，还有一部分患者在发病前有一定的诱因，如举重、弯腰、体力活动、剧烈咳嗽、剧烈运动、排便、情绪波动、饮酒和性生活等。其他如妊娠等情况下发生的概率较小，绝大多数突然起病，如果只有少量漏血或警兆性漏血，则症状轻微，以致常被患者或医生忽视。约半数前兆渗漏是由反复的少量渗血引起，外渗的血液可以围绕血管壁或瘤壁引起一些纤维化的粘连反应，起到止血作用。

2. 主要症状及体征

（1）头痛

蛛网膜下腔出血的临床标志是突发剧烈头痛，为最常见的首发症状。多以剧烈难以忍受的头痛开始，可放射至枕后或颈部，伴有恶心、呕吐。头痛持续不易缓解或呈进行性加重，患者常描述为“头像裂开了”。典型患者从动脉瘤破裂到头痛出现仅需数秒，因此对头痛发展的速度进行特别的询问非常重要。部分患者先表现为局限性头痛，再发展为弥漫性头痛。

（2）意识障碍

约半数蛛网膜下腔出血患者在出血时有不同程度的意识障碍，一般不超过 1 h，但也有持续昏迷直至死亡者。其程度、持续时间及恢复的可能性与出血量、出血部位及有无再出血、脑血管痉挛、脑水肿、颅内压增高和有无脑实质出血等因素有关。一般表现为短暂性昏厥、嗜睡、昏睡、意识模糊甚至昏迷。

如果意识恢复后，又再次突然出现昏迷，往往提示再出血，或严重的脑血管痉挛、脑梗死、脑水肿，甚至脑疝形成。少数患者无意识改变，但有畏光、淡漠、怕声响、拒动等。

（3）脑膜刺激征

脑膜刺激征为本病的特征性表现，在发病后数小时即可出现，其强度取决于出血的范围及部位。临床上少数患者可无脑膜刺激征。脑膜刺激征中最明显的症状是颈强直，老年患者出现蛛网膜下腔出血时，头痛、呕吐及脑膜刺激征不如年轻人明显，但是意识障碍等脑缺血症状却可能较年轻人更重。

（4）神经功能障碍

因病变性质和部位的不同可出现各种神经功能障碍。巨大的前交通动脉瘤可引起单眼盲；大脑前动脉瘤破裂可引起暂时性双下肢软弱；眼动脉瘤破裂可致单侧眼视力丧失或视野缺损；后交通动脉瘤破裂常引起同侧动眼神经麻痹；大脑中动脉瘤破裂可引起偏瘫及半身感觉障碍，位于主侧半球者可致失语；位于基底动脉分叉处或小脑上动脉的动脉瘤也可累及动眼神经，但这些部位的动脉瘤相对少见。动脉瘤破裂的早期或晚期均可因非特异性持续性颅内压升高引起外展神经麻痹，急性期常为双侧性。

（四）辅助检查

1. 脑脊液检查

脑脊液检查是检测蛛网膜下腔出血最有效的方法。如果 CT 检查阴性，对可疑的患者进行腰穿检查,但应注意：降低脑脊液压力有可能使跨动脉瘤壁压力差增加而导致再出血，所以要用细的腰穿针并仅放出少量脑脊液。均匀一致血性的脑脊液是诊断蛛网膜下腔出血的主要指标。蛛网膜下腔出血的患者，一般颅内压偏高（＞200 mmH_2O^*），脑脊液为血性液体，连续几管不变清，通常经过 1 ~ 2 天由于氧合血红蛋白降解为胆红素脑脊液会黄变，但细胞计数较高，糖正常或减少。

2.CT 检查

遇有怀疑为蛛网膜下腔出血的患者应首先进行 CT 平扫，基底池内的血液可呈现特征性高密度。CT 平扫准确率与出血量、出血距检查的时间和扫描的质量有关。时间愈短，阳性率愈高。出血后 24 h 内行 CT 检查，蛛网膜下腔积血的发现率最高；出血后 3 天时发现概率有所下降；7 天到 9 天时发现率下降明显。如果患者在初次发生蛛网膜下腔出血后 10 天仍有明显的蛛网膜下腔积血，应怀疑是否有再出血的可能。根据 CT 影像还可进行下列研究。

（1）可明确蛛网膜下腔出血是否存在及程度

Fisher 根据蛛网膜下腔出血的严重程度及积血部位进行了如下分级。

Ⅰ级：未发现血液。

Ⅱ级：血液层厚度＜1 mm，遍及整个蛛网膜下腔。

Ⅲ级：出血层厚度＞1 mm。

Ⅳ级：伴脑实质血肿或脑室积血。

（2）根据血液在蛛网膜下腔的分布推测出血部位

①前交通动脉瘤破裂血液常聚积于终板池。

②大脑中动脉瘤破裂血液常积存于外侧裂，并可破入额叶或颞叶内形成脑内血肿。

③颈内动脉及其主要分支动脉瘤破裂血液较多分布于同侧各脑池和外侧裂池，并可破入基底核、额叶或颞叶内形成血肿。

④后交通动脉瘤破裂后血液的分布常因瘤顶指向而有所不同。瘤顶指向外侧者血液分布于外侧裂和颞叶；指向内后方者血液可进入大脑脚间池和环池。

⑤基底动脉顶端动脉瘤破裂血液多积存于大脑脚间池、环池、第三脑室或破入脑干。

⑥小脑后下动脉瘤破裂血液常分布于小脑延髓池或进入第四脑室。

3.MRI 检查

一般认为对急性期患者（出血后 1 周内）T_1WI 上的脑沟、脑池、脑裂中呈相等信号，不易观察，不如 CT 的高密度影像显示清晰，但对亚急性期患者（出血 1 周后），红细胞内正铁血红蛋白逐渐形成，在 T_1WI 和 T_2WI 上蛛网膜下腔，尤其近病变处呈高信号，而此时 CT 的高密度影像已基本消失，最终红细胞逐渐溶解，游离的正铁血红蛋白随脑脊液不断循环代谢，MRI 所示的异常信号逐渐恢复正常。普通 MRI 检查对蛛网膜下腔出血的诊断敏感性不及 CT，其优点是可获得较多的有关脑的信息。采用液体衰减反转恢复技术的 MRI 显示急性期蛛网膜下腔出血与 CT 同样可靠，但病重患者不便搬动，加之检查过程需时较长，费用较高，故不是诊断急性蛛网膜下腔出血的首选影像学检查手段。对出血后数天直到 40 天的患者，在显示渗出血液方面 MRI 优于 CT，从而使 MRI 成为确定 CT 扫描阴性而腰穿阳性患者出血部位的唯一方法。

4.CT 血管造影（CTA）

CTA 是近年来出现的另一种无创性脑血管显影方法。CTA 的临床应用使脑血管病的诊断更加细致而有立体感，尤其对动脉瘤的瘤体、瘤颈及周围结构关系显示良好，并可显示附壁血栓及钙化。数字减影全脑血管造影检查以灵敏度高、特异性高的优点，一直被作为颅内动脉瘤诊断的“金标准”，可动态观察血流情况，并可进行血管内治疗。但由于数字减影全脑血管造影属有创检查，操作复杂，不适合危重患者。CTA 检查相对无创，成像迅速，可用于动脉瘤的筛选，诊断及随访观察，有助于治疗方案的设计及评估预后。两种检查方法互为补充，可为动脉瘤的诊断、治疗提供更详实的信息。

目前 CTA 应用于：① CT 检查怀疑脑动脉瘤者；②未经处理脑动脉瘤患者的病情随访；③有动脉瘤家族史或既往有动脉瘤病史者。随着技术的发展，数字减影全脑血管造影用于脑动脉瘤的术前评价正在逐步被淘汰。

5. 磁共振血管造影（MRA）

目前，数字减影全脑血管造影仍是诊断蛛网膜下腔出血病因的可靠依据，但因其创伤性和并发症，使其对患者的选择受到限制。

MRA 显示颅内动脉瘤或畸形血管虽不如数字减影全脑血管造影清晰、准确，但 MRA 以其无创性、适应证广泛等优点逐渐受到重视，可取代部分脑动脉瘤术前的数字减影全脑血管造影检查。如果同时行 MRI 检查，则诊断会更明确，对手术的指导意义更大。

MRA 的优点：①无损伤、可重复性好，适应证广泛；②主要血管可同时显示，多发性动脉瘤不易漏诊；③可全方位、多角度地观察动脉瘤的形状、大小、扩展方向、瘤颈的宽度及其与载瘤动脉的关系；④ MRA 可对畸形血管及病变区血供情况提供更好的信息，对临床诊断较 CT 更有意义。但 MRA 的背景抑制较差，分辨率不如数字减影全脑血管造影高，直径＜5 mm 的动脉瘤易漏诊，敏感率低，仅为 50%～60%。因此高度怀疑脑动脉瘤而 MRA 检查未见异常的患者仍然需要做数字减影全脑血管造影检查。

6. 数字减影全脑血管造影

CT、MRI 及脑脊液检查可诊断蛛网膜下腔出血，但追查出血原因，须进行脑血管造影检查。脑血管造影可确定动脉瘤或血管畸形的大小、部位、形状以及是否多发等，通常可看输入及输出血管。

对于自发性蛛网膜下腔出血的患者，在病情允许的情况下，应抓紧时机行血管造影检查，其理由是：①由于脑血管痉挛和再出血发生在蛛网膜下腔出血后 2～3 天，7～10 天达高峰，单发性动脉瘤再出血的时间以 6～8 天为高峰期，出血后 2～3 周造影，必定有一部分患者死于再出血。②研究发现大部分的蛛网膜下腔出血死亡患者发生在出血后第 1 周内，如果脑血管造影延迟到出血后 2 周进行，则重症患者都已死亡，对降低病死率将毫无帮助。③不同患者可根据血管造影所见，早期制定适当的救治措施。如能在发病后 3 天内脑水肿尚未达到高峰时进行手术，则手术困难较少。④出血后立即造影与后期造影的安全性基本一致，血管造影检查是否引起神经功能损害加重，目前尚无定论，因此主张脑血管造影检查宜早，出血 3 天内只要患者病情稳定，应行脑血管造影检查。若有颅内血肿和脑疝征象或急性梗阻性脑积水，应急症造影，以尽早做病因治疗。首次脑血管造影检查阴性者 2 周后（血管痉挛消退）或 6 周后（血栓吸收）应重复脑血管造影检查。

脑血管造影阴性的可能原因：①出血血管发生痉挛；②动脉瘤等出血灶内有凝血或血栓形成；③出血灶壁破坏，形态消失；④出血灶过小或自体痉挛不易显影；⑤造影投照条件、角度、时间、位置、药浓度等因素导致漏诊。

（五）诊断及鉴别诊断

1. 诊断要点

病史：临床表现急骤起病的剧烈头痛、呕吐、意识障碍和出现脑膜刺激征是提示本病的有力证据。

体格检查：有脑膜刺激症状，如颈项强直、克氏征及布氏征阳性；眼底检查发现有玻璃体下出血或视网膜出血；少数可有局灶性神经功能缺损的征象，如轻偏瘫、失语、动眼神经麻痹等。

CT 检查及 MRI 检查：急性期头部 CT 扫描显示脑池、脑沟密度增高影；亚急性或慢性期头部 MRI 扫描显示高密度的血肿影。

2. 鉴别诊断

（1）颅内感染性疾病

脑膜炎、脑炎、脑脓肿等也可引起脑膜刺激症状，疾病发展到一定阶段也可发生昏迷、抽搐等症状，但起病没有蛛网膜下腔出血来得突然，也很少有患者能正确记忆起头痛及颈部强硬的确切时间。发热、全身乏力、周围血象中粒细胞持续增高和中性粒细胞的大量增加及脑脊液检查可帮助与这些情况相区别。

（2）外伤性蛛网膜下腔出血

外伤性蛛网膜下腔出血可以发生在任何年龄。有头部外伤史，可因脑实质损害的程度不同而出现不同的神经系统症状，不难与自发性蛛网膜下腔出血相鉴别。

（3）高血压性脑出血

高血压性脑出血可穿破脑室系统或穿破脑表面进入蛛网膜下腔，脑脊液也呈血性。这些患者起病急，发病后常有基底核等脑实质受损的定位体征，如“三偏”征，患者的意识障碍常较严重，常发生在老年人，有长期高血压动脉硬化的病史。

（4）脊髓血管畸形

出血比较少见。畸形血管破裂出血后短暂性神经根痛常是本病的早期唯一症状，下肢瘫痪是常见的症状。脊髓血管造影可确诊。

（六）治疗

蛛网膜下腔出血除直接损伤脑组织外，更重要的是引起脑血管痉挛、脑缺血缺氧、脑水肿、脑梗死及再次出血等，故蛛网膜下腔出血主要的治疗原则有：控制继续出血；解除血管痉挛；防止再次出血；减少脑组织损伤；针对病因治疗。

中国脑血管病防治指南建议：①有条件的医疗单位，蛛网膜下腔出血患者应由神经外科医生首诊，并收住院诊治。如为神经内科首诊者，亦应请神经外科会诊，尽早查明病因，进行治疗。②蛛网膜下腔出血的诊断检查首选头部 CT，动态观察有助于了解出血吸收、再出血、继发损害等。③条件具备的医院应争取做脑血管影像学检查，怀疑动脉瘤时须尽早行数字减影全脑血管造影检查，如患者不愿也可先行 MRA 或 CTA。④积极的内科治疗有助于稳定病情和功能恢复。为防再出血、继发出血等，可考虑抗纤溶药与钙通道阻滞剂合用。⑤依据脑血管异常病变、病情及医疗条件等，来考虑选用血管内介入治疗、开颅手术或放射外科等治疗。

1. 急性期治疗

（1）一般治疗

卧床休息：无论何种原因引起的蛛网膜下腔出血一般卧床 4 ~ 6 周，避免各种刺激，保持情绪稳定。

防治便秘：保持大便通畅。防止剧烈咳嗽发生，可常规应用止咳药物。

如患者有烦躁不安、精神兴奋等症状，必要时给予镇静药物治疗，但应注意呼吸情况。有癫痫发作者可给予抗癫痫药物。

除严密观察患者体温、脉搏、呼吸、血压外，应特别注意观察患者意识、瞳孔、头痛及恶心呕吐、肢体抽搐等情况的变化，对可能危及生命的并发症有一预测。气道、呼吸和循环应得到支持，必要时可吸氧、气管内插管或给予辅助通气，建立静脉通路，确保紧急用药。急性期蛛网膜下腔出血患者发病后 10 天内不合并其他感染，体温可有轻度升高，但一般不超过 38.5℃，即吸收热，不用药物治疗及物理降温可恢复正常。如患者有脉搏、呼吸减慢，同时伴有意识障碍、剧烈头痛、瞳孔不等大、呕吐频繁和烦躁不安等，可能有再出血或脑血管痉挛或脑疝发生，应及时采取有效抢救措施。

（2）抗纤溶治疗

抗纤溶治疗主要应用止血药物——纤维蛋白溶酶抑制剂，可以阻止血凝块被溶解，可防止或减少再出血。常用的止血药物如下。

6 – 氨基己酸：能抑制纤维蛋白溶酶原的形成，对因纤维蛋白溶解活性增加所致的出血症有良好效果。不良反应有血栓形成的可能。

氨甲环酸（又名止血环酸或反式对氨甲基环已酸）：为氨甲苯酸的衍生物，但它抗血纤维蛋白溶酶的效价要比 6 – 氨基己酸强 8 ~ 10 倍。

酚磺乙胺：能促使血小板数增加，缩短凝血时间以达到止血效果。

对于用药剂量及疗程，有人主张必须维持治疗 3 周（可先静脉滴注至少 10 天，后可改口服），对动脉瘤破裂所致出血，则应更长些，停药宜采取逐渐减量法。通常抗纤维溶药物是比较安全的，但是也有一定的不良反应及并发症，在应用过程中要加以重视。较常见的有血栓形成，其中最多的是局部浅静脉血栓形成，其次是深静脉血栓形成，较少见且影响严重的是颅内动脉血栓形成。其他的药物反应有恶心、呕吐、腹部不适、腹泻、鼻塞、结合膜充血、低血压、药疹、水肿、电解质紊乱、高尿酸血症、血红蛋白尿等。

（3）控制脑水肿，降低颅内压

常用脱水剂有以下几种。

甘露醇：为高渗性脱水剂。由于甘露醇脱水作用快，作用较强，且较持久，较大剂量亦无明显不良反应，为目前首选的高渗性脱水剂。常用剂量：20% 甘露醇 1 ~ 2 g/kg，于 30 min 内滴完，每 6 h 一次。但大剂量应用可引起全身性脱水甚至引起甘露醇性肾病。甘露醇静脉滴注后于 10 ~ 20 min 颅内压开始下降，0.5 h 降至最低水平，可使颅内压力降低约 50%，4 ~ 8 h 达到用药前的高度。静脉注射高渗性甘露醇溶液后，利尿作用可持续 4 h。

甘油：可口服和静脉滴注。甘油很少导致电解质紊乱，又极少出现反跳现象，故一般认为是一种较好的脱水剂。口服剂量一般为：1 ~ 2 g/（kg · d），大剂量可达 5 g/（kg · d），以等量的生理盐水或糖水稀释，配成50%的溶液口服，可引起恶心、呕吐等不良反应。静脉滴注可用生理盐水或5%的葡萄糖配制成10%甘油溶液，按0.7～1.0 g/（kg·d）计算，一般成人每天10%甘油溶液500 mL，以每小时100 mL、150 mL、300 mL的速度输入，共用5～6天。若甘油浓度大于10%，则可于注射部位引起静脉炎，或引起溶血、血红蛋白尿，甚至急性肾功能衰竭等不良反应。

利尿剂：利尿剂因有利尿脱水作用，导致血液浓缩，渗透压增高，从而使脑组织脱水与颅内压降低。常用的利尿剂有呋塞米（速尿）和依他尼酸，一般用量为0.5～2.0 mg/kg，每天1～6次，成人1 mg/kg的呋塞米可排尿1～2 L。一般静脉注射后5～10 min开始利尿，1～2 h发挥最大效能。

（4）调控血压

如果患者血压过高者，可采用控制性低血压，把血压维持在患者原基础血压水平的2/3，维持3～5天。应选用适当的降压药，动脉血压增高的清醒患者给予口服药，非口服药物的优点是迅速显效，多数用硫酸镁、硝酸甘油。不宜应用神经节阻断药，以防血压降得太快、太低，防止脑供血不足的发生。

当患者出现血压忽高忽低、脉搏时速时缓、体温不稳定时，主张及时调整药物剂量和种类。如果应用降压药物后，血压不能下降，患者伴有头痛严重、烦躁时，可给予脱水降颅内压治疗，如果是颅内压增高所致，应用上述药物后，血压会反射性降低。

（5）电解质和液体的处理

最近的证据表明，限制液体摄入量是危险的，因为可导致血容量减少、血黏度增高和血液浓缩。这些改变可能会使有血管痉挛倾向的患者增加缺血的危险。现在多数患者补液到至少能维持血中胶体和晶体容量。通常每天补液量2～3 L，包括饮食和静脉补液。有必要根据尿量或不显性水丢失进行调整。如果涉及静脉补液诱发心力衰竭时，应用含钠低的溶液。需要大量补液的患者，要安放静脉压和肺动脉楔压检测，可提高安全性。

针对尿崩症，要根据病情变化选用不同的抗利尿激素制剂：①垂体后叶素，皮下注射，每次5～10 U，2～3次/天；②垂体后叶素鞣酸油剂，肌内注射，每次2.5～5 U；③去氨血管加压素，鼻黏膜吸入，每次10～20mg，2次/天；④赖氨酸加压素，鼻喷雾治疗，每次应用，疗效可维持4～23 h。另外，轻症患者口服氢氯噻嗪、氯磺丙脲等可有一定疗效。

抗利尿激素分泌异常综合征：治疗原则主要是纠正低血钠和防止体液容量过多。可限制液体摄入量，每天＜500～1 000 mL，使体内水分处于负平衡以减少体液过多与尿钠丢失。注意应用利尿剂和高渗盐水，纠正低血钠与低渗血症。

脑性盐耗综合征（CSWS）：治疗主要是维持正常水盐平衡，给予补液治疗。可静脉或口服等渗或高渗盐液，根据低钠血症的严重程度和患者耐受程度单独或联合应用。伴有贫血者应输全血。高渗盐液补液速度以每小时0.7 mmol/L，24 h＜20 mmol/L为宜，如果纠正低钠血症速度过快可导致脑桥脱髓鞘病，应予以特别注意。

2. 脑血管痉挛的治疗

目前，脑血管痉挛已成为影响蛛网膜下腔出血预后的关键因素，尽管多年来人们一直在研究脑血管痉挛的治疗，但迄今尚无特效方法，所以脑血管痉挛关键在于预防，而维持有效循环量、应用钙通道阻滞剂以及早期手术清除脑池内积血，是预防脑血管痉挛的有效措施。

（1）维持有效循环量

扩充血容量被认为是预防和治疗脑血管痉挛的有效方法。扩容有助于稀释血液、降低全血黏稠度、增加脑灌注压，进而改善全身和脑微循环的血流。此疗法理论上的合理性受到多数学者的承认。但从临床上看，在应用时要注意以下不良反应：①患者存在脑血管运动麻痹及血管源性水肿，过分扩容可致脑水肿，使颅内压增高；②对有脑微血管受损害者，可引起出血性梗死，而且血压突然升高可致脑内出血，或引起动脉瘤的再破裂；③扩容可引起血容量及外周阻力增加，心脏超负荷，导致肺水肿及充血性心力衰竭；④还可引起血胸、心律失常，水电解质紊乱（低钠血症等）。由于以上不良反应，故在应用此疗法时应特别慎重。

（2）钙通道阻滞剂

钙通道阻滞剂尼莫地平有防治脑血管痉挛的作用。蛛网膜下腔出血时，血液和组织中的凝血因子及血管活性物质释放，促使脑血管收缩，并影响神经细胞和血管平滑肌内皮细胞的 Ca^{2+} 内流。Ca^{2+} 向脑血管平滑肌内皮细胞内转移，可造成微血管收缩和痉挛，产生局部微循环障碍，造成脑组织局部缺血，使脑的缺血性损害形成恶性循环。尼莫地平对神经细胞和脑血管内皮细胞上的 Ca^{2+} 通道有稳定作用和特异性阻滞作用，同时还能刺激 Ca^{2+}–ATP 酶活性增高，促进胞质内 Ca^{2+} 的排出，缓解和对抗细胞内 Ca^{2+} 超载现象。尼莫地平是常用的钙通道阻滞剂，有很高的亲脂性，易通过血脑屏障，具有解除血管痉挛、扩张微血管和改善脑缺血的作用，能够有效地治疗脑缺血性损害，增加缺血区血流灌注量，改善脑供血状态，减轻脑水肿的发生发展。尼莫地平能抑制血小板凝集和血栓形成，解除蛛网膜下腔出血后初始的血管痉挛。

（3）自由基清除剂

蛛网膜下腔出血后红细胞中的氧合血红蛋白易被氧化成高铁血红蛋白，并释放出氧自由基，氧自由基的不断积累可引起并加重脑血管痉挛，亦可引起血管继发性的病理改变，导致管腔进一步狭窄。故使用氧自由基清除剂可以阻断氧自由基的积累，预防并减轻脑血管痉挛。临床上常用的有地塞米松、泼尼松及甘露醇等。

（4）脑脊液置换术

早期最大限度地清除蛛网膜下腔的积血被认为是预防蛛网膜下腔出血后脑血管痉挛的最有效手段。动物实验发现，蛛网膜下腔血凝块在 48 h 内清除，无脑血管痉挛的发生，而

72 h 内清除仍有明显的脑血管痉挛。脑脊液置换术方法：选择发病 48 h 后无呼吸困难及脑疝患者作为置换对象，常规腰椎穿刺，测颅内压。当颅内压＞ 300 mmH$_2$O 时，立即快速静脉滴注 20% 甘露醇 250 mL，待颅内压力降到 300 mmH$_2$O 以下后缓慢放出血性脑脊液 5 ~ 10 mL，缓慢注入等量的生理盐水，如此反复缓慢置换 2 ~ 3 次，最后鞘内注入地塞米松 2.0 ~ 5.0 mg，一般每 1 ~ 3 天置换 1 次，视患者具体情况，可置换 5 ~ 7 次。腰椎穿刺脑脊液置换作为诊断性操作是需要的，但作为治疗手段目前看法尚不一致，对于缓解头痛有一定效果。不论是降低颅内压或减轻出血引起的脑膜刺激症状，其效果还需视个别患者对腰椎穿刺放液后的自觉症状而定，脑脊液循环更新快，较大剂量的脑脊液置换不会影响脑脊液的生理功能。

3. 脑积水的治疗

（1）脑室外引流

对因出血引起的急性脑积水，脑池或脑室内积血或脑室铸型，应紧急行脑室引流术，除可降低颅内压外，对防治脑血管痉挛也有较大帮助。但脑室外引流为动脉瘤再出血的危险因素之一，其原因为颅内压降低，动脉瘤壁透壁压增大以及系统动脉压的增加。

（2）脑室内引流

蛛网膜下腔出血病初，数天内脑室有轻、中度扩大并伴轻度意识障碍及头痛加重者，为避免持久性脑内分流，应先安排非手术治疗，给予糖皮质激素和小剂量甘露醇。早期脑积水多能自行消退，若无效且症状继续恶化，可行持久性脑室—腹腔分流术。

蛛网膜下腔出血数周以后形成的脑积水，多为正常颅压脑积水，如无明显的症状，则没有必要行分流术；如嗜睡、行走困难及尿失禁等症状没有改善，也应行脑室腹腔分流术。

4. 病因治疗

病因治疗是蛛网膜下腔出血的主要治疗手段，若为动脉瘤或脑动静脉畸形，要根据病变的部位和大小，选择不同的时机和方法加以妥善处理。

（1）脑动脉瘤的治疗

动脉瘤治疗目的是防止动脉瘤发生出血或再出血。目前，随着神经显微外科技术的发展，使动脉瘤手术成功率明显提高，手术导致的病死率已下降至 1% ~ 2%。

手术时间：动脉瘤破裂后的手术时间大致可分为早期手术、延期手术及紧急手术 3 种。早期手术的概念是指动脉瘤破裂后 3 天之内行手术；延期手术的概念较为模糊，一般是破裂后 7 天至 2 周均可认为是延期手术；紧急手术是指入院后尽快手术，常用于并发血肿并有脑疝或急性梗阻性脑积水的患者，目的是清除血肿或以脑室引流为主。

早期手术的优点为：①防止动脉瘤再破裂；②在处理动脉瘤的同时清除脑池内血块，防止发生脑血管痉挛；③夹闭动脉瘤后可积极提高血压和扩充血容量以治疗脑血管痉挛或脑缺血。其缺点为：①此时手术脑充血、脑水肿明显，术中难以暴露动脉瘤，勉强牵拉脑组织易造成脑损伤；②术中动脉瘤破裂的机会多。

延期手术的优缺点与早期手术相反，尽管在病情稳定、准备充分的条件下进行手术，病死率和致残率较低，但不能防止动脉瘤早期破裂和脑血管痉挛，总病死率亦不能降低。紧急手术仅是一种应急治疗方法，是以清除血肿或行脑室引流为主，用于抢救脑疝和急性梗阻性脑积水的患者，而对于动脉瘤则不处理，故需要进一步脑血管造影和二期手术。

临床分级与手术时机选择：目前对于出血后 Hunt-Hess 临床分级法（对原发性蛛网膜下腔出血的分级法）的Ⅰ~Ⅱ级和Ⅴ级患者的手术时机选择趋于一致。Ⅰ~Ⅱ级患者属于病情较轻，预后良好，无论早期手术还是延期手术效果都很好，但为防止再出血和脑血管痉挛，应争取早期手术。Ⅴ级患者病情危重，除非有威胁生命的血肿可以清除，否则无论是否手术，效果均不佳，故多数学者主张不先进行手术治疗，延期到病情好转后再手术。对于Ⅲ~Ⅳ级患者的手术时机选择尚有争议，手术时机较难具体规定。有学者将Ⅲ级患者归入“状态良好”类中进行早期手术。也有学者认为过早地在 1 周内手术，危险性较大，疗效差，主张应延迟到病情稳定后再手术。还有学者主张，凡病情在 48 h 有明显好转者，都值得争取早期手术。而有严重高血压动脉硬化、其他系统疾病或伴有严重的颈强直、意识障碍、大脑半球症状等情况，提示术后极易发生脑血管痉挛者，宜延期手术。至于Ⅳ级患者，一般多主张延期手术，不做早期手术，待 1 ~ 2 周，病情好转后，再考虑手术。近年随着显微技术的应用，使手术时间趋于提前。有些经验丰富的神经外科医生，对所有级别患者，在任何时期手术都能获得优良效果，但对于一般神经外科医生来说，早期处理Ⅲ~Ⅳ级患者仍是个严峻的问题。另外，患者的年龄、手术难度、患者身体状况、麻醉水平，手术者的素质及工作条件等，均影响手术时机的选择。

按手术方式可以分为直接手术与间接手术。

直接手术：目的是断绝动脉瘤和载瘤动脉间交通，保持载瘤血管通畅。包括动脉瘤颈夹闭术、动脉瘤孤立术、动脉瘤加固术。根据动脉瘤的大小、瘤颈情况、动脉瘤与周围动脉关系决定不同的手术方式。

动脉瘤夹闭术：目的是夹闭或结扎动脉瘤颈部，既能闭塞动脉瘤同时又保持载瘤动脉远端通畅，是动脉瘤最理想的治疗方法。若动脉瘤巨大，还可进一步切除动脉瘤并行载瘤动脉血管重建。凡具有较狭长颈的动脉瘤，都应优先采用此法治疗。对于动脉瘤暴露困难，瘤颈宽而短或多根主要动脉相连者，可应用窗式动脉瘤夹重建载瘤动脉。

动脉瘤孤立术：是将载瘤动脉的远近两端结扎，使动脉瘤被关闭在一孤立的动脉段内，此法只适用于脑侧支动脉供应良好的患者，对动脉末梢部位的动脉瘤也可适用。此外，在解剖分离过程中，动脉瘤突然破裂，止血困难，可酌情采用本法。

动脉瘤加固术：当手术中无法夹闭动脉瘤时（如基底动脉主干的梭形动脉瘤，有明显的分支起自瘤底，或瘤颈部分在海绵窦内等），可考虑行加固术。加固的目的是减少出血的概率，但它并不能完全预防再出血。加固的材料可采用肌肉和纤维蛋白胶等。加固术使动脉瘤破裂渗血的概率减少，但不能完全杜绝出血。

间接手术：目的是将动脉瘤侧颈总动脉或颈内动脉分期结扎，使远端血压下降，减轻血流对动脉瘤壁的冲击力量，进入瘤腔的血液流速减小或发生血栓形成。适用于海绵窦内动脉瘤及其他不能夹闭的巨大型或梭形动脉瘤。结扎前需做颈内动脉压迫试验，即Matas试验，以促使侧支循环建立，病侧的大脑半球能从侧支循环中获得供血。为了减少结扎颈动脉术后并发脑缺血症状，术前需测试大脑对缺血的耐受力。多数学者采用血流量测定结合颈动脉远端压力测定作为选择病例的指标。颈部动脉结扎分急性和慢性结扎两种方法。急性结扎为立即或在数小时内进行；慢性结扎为应用特制的可调节的颈动脉夹在较长时期内（数天至十余天）逐步阻断动脉。主要做法是：在病灶侧显露颈总、颈内和颈外动脉后，将螺旋夹置于所需要结扎的动脉上，逐步扭紧螺旋，最后完全阻断血流，用丝线结扎被夹闭的动脉后取出螺旋夹。急性结扎适用于经脑血管造影证实脑部侧支循环良好的患者；慢性结扎则适用于侧支循环不良的患者。

血管内栓塞治疗：血管内栓塞术是在数字减影X线机透视下将微导管插入动脉瘤腔内，再通过导管将电解或水解可脱性铂金弹簧圈（GDC）或可脱性球囊推送到动脉瘤腔内，促使动脉瘤囊腔内血栓形成达到闭塞动脉瘤的目的，而载瘤动脉仍保持通畅。该技术安全损伤小，栓塞动脉瘤可靠，患者恢复快。特别是对一些位于海绵窦段的动脉瘤，蛛网膜下腔出血急性期或患者状态不佳难以耐受麻醉和手术的患者，采用血管内介入治疗较开颅手术有更大的优势。随着微侵袭神经外科的发展，血管内栓塞动脉瘤技术已逐渐推广应用，绝大多数动脉瘤均可经血管内介入治疗治愈，一些研究机构甚至建议将血管内栓塞术作为治疗的首选方法。

（2）脑动静脉畸形的治疗

脑动静脉畸形的主要危害是出血和盗血，两者都可导致严重的后果。治疗脑动静脉血管畸形的目的是避免或降低出血危险性，消除或减轻因“盗血”引起的症状，去除动静脉血管畸形本身或间接引起的占位效应。目前常用的治疗方法有：显微手术切除、栓塞治疗、放射治疗以及这几种方法的联合应用。过去对手术治疗或非手术治疗存在争议，从长期观察来看，手术效果较好，故一般多主张手术治疗。

显微手术切除是指对中小型非功能区的动静脉畸形多行外科手术治疗。其适应证有：①有过出血者切除病变可防再出血；②因盗血现象邻近脑组织缺血产生进行性软瘫等症状者，病变切除后可增加正常脑组织的血流灌注，可改善神经功能；③有癫痫发作用药物难以控制者，病变切除后癫痫可得到控制。有出血形成颅内血肿者，一般宜先行非手术治疗，一两周病情稳定好转再行手术。血肿较大病情较重并继续发展者，则需及时清除血肿。需根据具体情况决定是否同时切除病变。手术方法是先找到供应动脉，于靠近病变处将其夹闭切断。切勿远离病变，以防阻断供应邻近脑组织的分支，然后分离畸形血管，完全分离后再加闭引流静脉，将病变摘出。对大的高血流病变应分期手术，先行人工栓塞或手术阻断供应动脉，使病变血流减低，改善周围脑血循环，1 ~ 2 周再做病变切除。但事实上，血管团及其周围脑组织的出血仍是动静脉血管畸形治疗中和治疗后常见和最严重的并发症。在脑动静脉血管畸形的治疗中，完全有必要考虑动静脉血管畸形闭塞引起的血流动力学变化以及由此带来的出血危险性，特别是大型或伴有动脉瘤的动静脉血管畸形。

栓塞治疗：目前主要用于重要功能区的以及比较小的、深部的动静脉畸形，如脑干中央区、基底核等。较大的动静脉畸形手术切除前做栓塞治疗，有利于手术切除。

目前临床应用较为广泛的液体栓塞剂有：①氰基丙烯酸异丁酯（NBCA），它和血液接触后就能发生聚合，从而起到永久栓塞的效果。但是，NBCA 操作要求高，有粘管的危险性，不能长时间注射，因此对于较大的脑动静脉血管畸形栓塞疗效仍很不理想。对于巨大型脑动静脉血管畸形采用 NBCA 栓塞，往往需要多次的栓塞才能达到放射外科治疗的标准，治疗周期长，费用昂贵。② Onyx（液体栓塞剂）。近年来新型液态栓塞剂 Onyx 应用于临床，使脑动静脉血管畸形的栓塞治愈率有所提高。Onyx 是次乙烯醇异分子聚合物溶解于二甲基亚砜形成的简单混合体，其中加入微粒化钽粉，使之在 X 线下可视。Onyx 粘导管，可以长时间缓慢注射，以达到在畸形团内的良好弥散。对于巨大型脑动静脉血管畸形，可以通过 1 ~ 2 次的 Onyx 胶栓塞就达到放射外科治疗的标准，明显缩短了治疗周期，降低了治疗费用。但是，仍有 10% ~ 20% 的并发症发生率，这是神经介入医生在选择血管内栓塞治疗时的主要顾虑之一。栓塞的目的是阻止高速血流从压力高的动脉分流至静脉系统。栓塞更常用作手术或放射外科治疗的前期治疗，而不是作为根治性治疗。连续的栓塞治疗可使动静脉血管畸形体积逐步缩小至原来大小的几分之一，动静脉血管畸形体积的缩小和动静脉血管畸形内栓塞物质的存在可使手术和放射外科治疗更安全、更精确。即使栓塞治疗不能完全使病灶消失，也可缓解由大的动静脉血管畸形引起的神经系统症状。

立体定向放射外科治疗：利用现代立体定向技术和计算机功能，将大剂量的高能射线束从多个角度和方向一次性聚焦在靶点组织上达到摧毁靶点治疗疾病的目的，对周围正常脑组织影响极小。目前，应用最多的是 γ 刀，经 γ 刀照射治疗后，动静脉血管畸形可逐渐闭塞。畸形血管病灶越大，γ 刀治疗的疗效也渐差。

综合治疗：根据血管畸形的具体情况，选择两种或两种以上的方法联合应用。如先以栓塞治疗缩小畸形血管团的体积，或降低过度灌注风险后，再行手术或 γ 刀治疗；手术后残留的血管畸形可予 γ 刀治疗，或经 γ 刀治疗后未闭塞的血管畸形也可再行手术治疗等。

非手术治疗：适于年龄较大，仅有头痛、癫痫症状者，给予药物治疗。同时并保持生活规律，避免用力劳动、劳累、情绪激动。有高血压者给予降压药物以防止病变破裂出血。若破裂出血如血肿较大颅内压增高严重者，则宜手术清除血肿。

第三章　脊髓疾病临床诊疗

第一节　脊髓损伤

急性脊髓损伤是创伤致死和致残的最常见的原因之一。在我国，造成脊髓损伤的原因主要有交通事故、高处坠落、重物砸伤、运动损伤、自然灾害以及老年人生活中摔倒致颈脊髓损伤等。近年来，随着创伤救治系统的完善，院前急救水平的提高，外科固定技术及康复医学的发展，大部分患者能从急性期中生存下来，但是多数会出现截瘫、四肢瘫、括约肌功能障碍等非常严重的残疾，给患者家庭带来严重的心理压力和经济负担。因此，早期诊断脊髓损伤，应尽量减轻继发性脊髓损伤，保留脊髓和神经根功能，同时恢复脊柱稳定性尤为重要。

一、病因学和流行病学

脊髓损伤通常是由脊柱的创伤导致，首先椎骨或椎间盘移位，然后压迫脊髓引起损伤。脊髓损伤可以在没有明显脊柱骨折的情况下发生，而脊柱骨折也可能不出现脊髓损伤。脊髓损伤还可能由脊髓缺血造成。脊髓损伤常见的原因是交通事故、坠落、暴力和运动损伤，个别脊髓损伤的病例与误食酒精有关。运动、娱乐活动引起的损伤在不断增加，成年人由于坠落的发病率也在不断增加。缺血性脊髓损伤多是由血管损伤或阻断引起，而出现于脊髓损伤前的病理变化包括骨关节炎、椎管狭窄、强直性脊柱炎、风湿性关节炎和先天畸形。大部分创伤性脊髓损伤涉及颈髓损伤，由于这种疾病在急性和慢性阶段的生存人数不断增多，脊髓损伤患者在生活中正越来越常见。每个脊髓损伤患者的治疗费用直接与脊髓损伤平面和患者的年龄有关。依赖机械通气的四肢瘫痪高龄患者的费用最高。长期生存的调查显示，高位神经水平的损伤、完全性脊髓损伤、高龄以及受伤后的几年有更高的死亡风险，故相应的治疗费用大幅度提高。

二、发病机制

（一）原发性脊髓损伤

原发性脊髓损伤是指外力直接或间接作用于脊髓所造成的损伤，如脊髓休克、脊髓挫伤和脊髓断裂。

（二）继发性脊髓损伤

继发性脊髓损伤是指外力所造成的脊髓水肿、椎管内小血管出血形成血肿、压缩性骨折以及破碎的椎间盘组织等形成脊髓压迫所造成脊髓的进一步损害。造成继发性脊髓损伤的机制包括：①血管舒缩功能受损、缺血、出血、血管痉挛、血栓形成和通透性增加；②炎症趋化因子、细胞因子和类花生酸类物质的释放、细胞黏附分子表达和白细胞浸润引起炎症变化；③三磷腺苷耗竭、自由基产生、脂质过氧化、兴奋性氨基酸释放、细胞内钙超载和线粒体功能不全引起细胞功能障碍。

继发性脊髓损伤的一个标志是脊髓水肿，可能会在临床上表现为神经功能恶化，在MRI表现为实质信号异常。脊髓水肿通常在伤后3～6天最严重。除了这些急性变化，脊髓损伤在伤后数周或数月，还可出现脊髓细胞凋亡，胶质瘢痕形成，并产生囊性腔。继发性脊髓损伤的临床意义是出现了如低血压、休克、动脉血氧含量下降、儿茶酚胺释放下降、高凝状态和高热等全身改变。在受伤时即刻出现的局限性的低灌注和缺血，经过数小时以后不断向两个方向进行性扩展。除了缺血性因素外，其他如自由基、钙离子、类花生酸、蛋白酶、磷酸酶等的释放均可引起继发性脊髓损伤。

病理学改变表现为瘀伤处出血，首先开始于灰质，经过数小时可以发生深入脊髓的严重出血。接着脊髓出现水肿，细胞染色体溶解和空泡溶解，最终神经元坏死。细胞凋亡，尤其是少突胶质细胞的凋亡也会发生。同时，血管源性水肿、轴突降解和脱髓鞘随之发生。出血部位出现多型晶体。接着，凝固性坏死和空洞形成相继发生。

三、临床表现

“截瘫”指脊髓胸段、腰段或骶段（不包括颈段）椎管内脊髓损伤之后，造成运动和感觉功能的损害或丧失。截瘫时，上肢功能不受累，但是根据具体的损伤水平，躯干、下肢及盆腔脏器可能受累。本术语包括马尾和圆锥损伤，不包括腰骶丛病变或者椎管外周围神经的损伤。“四肢瘫”指由椎管内的脊髓神经组织受损而造成颈段运动和感觉的损害和丧失，四肢瘫导致上肢、躯干、下肢及盆腔器官的功能损害，不包括臂丛损伤或者椎管外的周围神经损伤。

在脊髓休克（当脊髓与高级中枢断离时，脊髓暂时丧失反射活动的能力而进入无反应状态的现象）期间表现为受伤平面以下出现弛缓性瘫痪，运动、反射及括约肌功能丧失，有感觉丧失平面及大小便失禁。2～4周逐渐演变成痉挛性瘫痪，表现为肌张力增高，腱反射亢进，并出现病理性锥体束征。上颈椎损伤的四肢瘫均为痉挛性瘫痪，下颈椎损伤的四肢瘫由于脊髓颈膨大部位和神经根的毁损，上肢表现为弛缓性瘫痪，下肢仍为痉挛性瘫痪。

（一）颈段损伤

1. 上颈段（第 1 ～ 4 颈椎）损伤

颈椎骨折占脊柱骨折的比例较小。但颈髓，尤其是高颈段并发脑干损伤者死亡率很高，可占脊髓损伤死亡率的一半以上。

上颈段损伤与骨科相关的临床表现是，四肢呈痉挛性瘫痪，第 4 颈椎损伤会导致肱二头肌和肩膀的功能明显丧失，上颈段内的三叉神经脊髓束损伤时会出现面部“洋葱皮样”感觉障碍。

上颈段损伤与重症监护相关的临床表现是，第 1 ~ 2 颈椎的损伤导致呼吸终止，因此需要机械通气或膈神经起搏。因第 2 ~ 4 颈椎段内有膈神经中枢，直接损伤或间接损伤均可引起膈肌麻痹，出现呼吸困难、咳嗽无力、发音低沉，必须使用呼吸机呼吸。自主神经损伤时，可出现因排汗和血管运动功能障碍导致的持续性高热或单侧或双侧的霍纳综合征（瞳孔缩小、眼球内陷、上睑下垂及患侧面部无汗的综合征）。

2. 下颈段（第 5 ～ 8 颈椎）损伤

下颈段损伤与骨科相关的临床表现是，损伤时出现四肢瘫，上肢远端麻木无力，肌肉萎缩，肌腱反射减低或消失，表现为下运动神经元性瘫痪。双下肢则为上运动神经元性瘫痪，肌张力增高，膝踝反射亢进，病理反射阳性。损伤节段平面以下感觉消失，并伴有括约肌障碍，在伤后 7 ~ 8 周建立反射性膀胱，总体反射明显。第 5 颈椎损伤导致肩膀和肱二头肌的功能潜在丧失，并导致腕部和手部的功能完全丧失。第 6 颈椎损伤导致患者不能完全控制腕部，手部功能完全丧失。第 7 颈椎损伤导致手部和手指失去灵活性，手臂的活动受限。颈 7 节段以上完全性损伤的患者通常日常生活无法自理。下颈段损伤与重症监护相关的临床表现是心率、血压、汗液分泌、体温的调节能力丧失或者降低、自主神经功能紊乱或血压不正常升高、发汗，以及其他自主神经对疼痛或感觉障碍的异常反应。

（二）胸段（第 1 ～ 12 胸椎）损伤

由于胸椎椎管较窄，脊髓损伤多为完全性，下胸段的损害会使腹壁反射有保留或消失，如中胸段水平损害则上腹壁反射（第 7 ~ 8 胸椎）可保留，而中下腹壁反射皆消失，可作为判断损伤节段的体征之一。

胸段损伤与骨科相关的临床表现是，两下肢呈痉挛性截瘫和损伤平面以下感觉消失，第 1 ~ 8 胸椎损伤导致患者不能控制腹肌，因此躯干稳定性受到影响。损伤水平越低，受到的影响就越小。第 9 ~ 12 胸椎损伤导致患者躯干和腹肌功能的部分丧失。

胸段损伤与重症监护相关的临床表现是，中上胸段扭伤因部分肋间肌瘫痪可出现呼吸困难。脊髓休克阶段，如第 6 胸椎节段以上损伤可出现交感神经阻滞综合征，如血管张力丧失、血压下降、脉搏徐缓、体温随外界变动等。脊髓休克期过后出现射精反射和阴茎勃起等。

（三）腰膨大（第1腰椎至第2骶椎）损伤

由于胸、腰段脊椎骨折概率大，损伤后膝、踝反射和提睾反射皆消失。腹壁反射则不受累，因脊髓中枢失去对膀胱及肛门括约肌的控制，排便、排尿障碍比较明显。

（四）脊髓圆锥（第3～5骶椎）及马尾损伤

正常人脊髓终止于第1腰锥体的下缘，因此第1腰椎骨折可发生脊髓圆锥损伤。脊髓圆锥损伤后，可见臀肌萎缩，肛门反射消失，会阴部呈马鞍状感觉减退或消失。脊髓圆锥内存排尿中枢在损伤后不能建立反射性膀胱，出现直肠括约肌松弛，大小便失禁，但两下肢的感觉及运动仍保留正常。

马尾神经起自第2腰椎的骶脊髓，一般终止于第1骶椎下缘，第2腰椎以下只能损伤马尾神经，马尾神经在椎管内比较分散和活动度大，不易全部损伤，多为不完全性损伤，表现为损伤平面以下弛缓性瘫痪，腱反射消失，没有病理性锥体束征，两侧症状多不对称，可出现剧烈的疼痛和不等程度的感觉障碍、括约肌和性功能障碍多不明显。

四、神经功能评估及辅助检查

（一）脊髓损伤分类

脊髓损伤按损伤程度可以分为完全性与不完全性两大类。根据是否存在肛门感觉和肛门括约肌收缩来定义是否为“完全性”脊髓损伤。这样“完全性”脊髓损伤就简单定义为：代表骶髓最低段（第4～5骶椎）的肛门和会阴区无运动和感觉功能。2000年，美国脊髓损伤学会（ASIA）和国际截瘫医学会根据Frankel脊髓损伤分级（脊髓损伤严重程度的评定标准），修订提出了一套统一的5级残损分级量表。同时，ASIA认定5个不完全性的脊髓损伤综合征，包括：①脊髓中央管周围综合征是上肢肌力减弱重于下肢；②脊髓半切综合征反映一侧脊髓损伤更重；③前脊髓综合征损伤主要在脊髓前束，包括前庭脊髓束；④马尾综合征为脊髓根损伤。

（二）无意识或不配合患者的神经功能评估

如果患者意识丧失或不能配合，那么神经学检查可能会比较困难。对于这些患者，一些临床表现可以提示有脊髓损伤的可能性。这些临床表现包括：①在损伤水平以上对疼痛有反应，而以下就对疼痛没有反应；②上肢和（或）下肢弛缓，反射消失；③肘部屈曲而伸展无力提示颈髓损伤；④不恰当的血管扩张（与低体温有关或者当胸腰部脊髓损伤时在下肢出现但不在上肢出现）；⑤无法解释的心动过缓、低血压；⑥肛门部位肌肉松弛、反射消失等。但是，脊髓损伤的确诊还是要依靠MRI和体感诱发电位。

（三）脑脊液生物标记物监测

目前神经功能测定方法都是用于损伤严重程度的分级和预测神经系统功能的恢复程度。然而，对于急性受伤的患者来说，目前这些措施往往无法及时有效地进行。神经丝蛋白H磷酸化亚型（pNF-H）是神经丝蛋白H（NF-H）的磷酸化亚型，其被认为是可以反映轴突损伤的潜在标志物。实验表明，各类实验性脊髓损伤和创伤性脑损伤中，可溶性pNF-H的免疫反应很容易在成年大鼠血清中检测到，但在正常动物血清中检测不到。脊髓损伤以后，血清pNF-H的表达在16 h后达到第一个高峰，在3天后达到第二个高峰，第二个峰值通常更大。这些结果表明，pNF-H在血清中的免疫反应水平，可以用来方便地监控在实验条件下和假定临床情况下的神经元损伤和变性。因此，检测这种血清或脑脊液中蛋白质的水平可能为判断神经元损伤的存在和程度提供有关信息。

（四）影像学检查

影像学检查的主要目标是迅速、准确地确定脊柱损伤部位及其所引起的脊髓损伤。有脊柱或脊髓损伤危险性的所有外伤患者都应进行影像学检查，这些患者可能存在：①颈、背部疼痛或压痛；②感官或运动障碍；③神志不清；④酒精或药物中毒等。对于X线平片或CT没有任何脊柱损伤异常的脊髓损伤患者，被称为无放射影像学脊髓损伤异常。但是，如果用MRI诊断隐匿性椎间盘或韧带损伤，将提高脊髓损伤的诊断率。

1.X线检查

除了那些没有意识或多发伤的患者，对于有症状的疑似脊髓损伤的患者，X线平片仍然是比较传统的检查方法。然而，没有可以察觉到的异常并不意味着可以排除脊髓损伤。摄片效果不佳、摄片技术质量不好或者阅片者缺少经验等因素都可能导致漏诊。即使没有受到这些限制，颈部X线片也经常会无法很好显影骨折和半脱位，仍然要高度怀疑脊柱骨折和脊髓损伤。从颅底部直至包括第7颈椎和第1胸椎交界处的整个颈椎节段，都应该在平片上充分显影。通常情况下，椎前软组织异常提示细微的损伤。

对于颈椎，三位系列摄片在大部分医院是标准检查方法。这种检查方法包括侧位、正位和齿状突开口位三个位置。侧位片要注意：①要将整个颈椎及第7颈椎至第1胸椎椎间隙都摄入片中；②观察椎体对齐，骨性结构、椎间隙的异常和软组织增厚。五位系列摄片被认为可以提高诊断率而推荐应用。但是也有研究表明，这种检查方法对于诊断率并没有影响。对于胸腰段损伤，侧位和前后位X线摄片是标准的X线检查方法。

2.CT检查

在诊断脊髓损伤方面，CT扫描尤其是更先进的多排CT扫描的敏感性，远远强于X线平片。CT扫描在检测和评估脊髓损伤、排除椎间隙损伤方面有着至关重要的作用。CT扫描的指征包括：①X线平片不能很好显影；②临床上高度怀疑脊髓损伤，但X线平片显示正常。

3.MRI 检查

MRI 检查使包括韧带、椎间盘和脊髓本身的软组织形象化，从而显示脊髓损伤的位置、范围和性质。MRI 检查在脊髓损伤的神经损害、预后评估和手术方案设计方面都提供了重要的信息。如果出现不能解释的神经功能损害、损伤的椎骨水平与神经水平的不一致或者神经功能恶化，应及时进行 MRI 检查。存在脊髓损伤而没有知觉；或者不能配合；或者极度兴奋；或者有相关其他创伤的患者，需要进一步进行颈椎影像学检查。此时可选择以下几部分：①维持颈部和或脊柱保护措施，直到患者恢复意识和反应；②在医生监测下的脊柱动力位成像；③应用脊髓 MRI 排除纯粹的韧带损伤。在这三个选项中，因为可以指示颈椎是否有不稳定现象，通常会选择 MRI 来使脊髓清晰成像。MRI 显示的脊髓创伤偏位及其他表现，很大程度上决定了进一步的治疗和诊断策略。

五、脊髓损伤的急救处理

脊髓损伤急救处理的首要原则是维持呼吸和循环功能，使继发性脊髓损伤最小化。脊柱必须固定以防止进一步损伤发生。固定方式包括直线形固定，在头部两侧放置沙袋固定，用坚固的颈圈制动，以及在转运时应用背板。固定制动的目的是防止不稳定脊柱对脊髓造成进一步损伤。因为脊柱损伤可能发生在不相邻的脊柱节段，所以在相应的身体检查和影像学检查排除脊柱损伤之前，整个脊柱都应该固定制动。固定制动被广泛地作为对有脊柱损伤可能性的患者的救护标准。对于影响呼吸的颈部脊髓损伤，有时支持通气是必要的。多数情况需要紧急气管插管，用双手托颌法开放气道，插管时头颈部必须摆正。上位脊髓损伤可能会发生神经源性休克，需要大量扩容。如果血压低，必须给予输液和药物治疗，以保持脊髓内的血流。为了使患者最大限度减少水肿恶化的发生，对于怀疑并发颅脑损伤的患者，除补充生理盐水外，还需要补充胶体溶液。

初步复苏和评价后，在维持脊柱固定措施的同时，进行 X 线和 CT 等检查。对于精神状态改变和（或）怀疑颈椎损伤的患者，初步检查必须包括能清楚地显示颈椎直至第 7 颈椎至第 1 胸椎交界处的颈椎正、侧位和齿状突位 X 线片。额外的脊髓检查可能需要在患者固定和更多紧急诊断检查以后进一步施行。在此期间，坚固的颈圈固定和背部夹板固定必须继续应用。然而，固定制动不是完全没有弊端的。在大部分患者中，固定制动可以带来疼痛、压疮、胸壁损伤等。另外，颈部固定制动可能增加呼吸道损害、插管困难、呼吸困难和颅内压增高。临床救治过程中应充分考虑这些因素对患者的影响。

常规胸腹部 X 线片可能会提供存在严重胸腰段脊髓损伤的重要信息。尽管这不能替代接下来的正规脊髓检查，但这些检查往往是例行创伤救治工作的一部分，并为脊柱创伤的存在提供早期的线索，有助于决定后续影像学检查的优先次序。

在颈圈固定颈部等固定措施以后，转运中仍要保持患者平稳，防止人为损伤发生。进入急诊室后，必要时可应用吗啡止痛，以利于实施进一步检查。如果病情平稳，可转入监护条件更佳的单位治疗，这可降低并发症和缩短住院时间。脊髓损伤患者应转入 ICU 严密监测治疗，进一步支持呼吸循环等重要生命器官功能。

六、脊髓损伤治疗

（一）神经节苷脂和其他神经保护药物

神经节苷脂是含唾液酸的鞘糖脂，在神经细胞膜中高浓度存在。这些复合物涉及各种细胞表面现象，如细胞底物结合及受体功能。这些复合物的作用主要包括：①在细胞培养中促进神经元的生存；②在细胞培养中增加神经突起的数量、长度和分支；③改善周围和中枢神经系统损伤性和缺血性伤害的恢复。动物实验显示，脊髓损伤后应用神经节苷脂，对羟色胺神经元的再生有一定的影响。前瞻性、随机、双盲、单中心研究发现，脊髓损伤患者伤后 72 h 内应用神经节苷脂，可改善神经功能。

试验和临床研究中尝试的其他神经保护药物包括：环氧合酶抑制剂、免疫亲和蛋白配体、抗氧化剂、蛋白酶和细胞凋亡抑制剂、促红细胞生成素、促甲状腺激素释放激素及其类似物和牛磺酸等的药物。有些药物已经在动物实验，甚至在临床研究中显示出价值。然而，在将它们应用于急性脊髓损伤患者临床治疗之前，尚需进行严格评价。

（二）高压氧治疗

多数临床中心应用高压氧（HBO）治疗辅助神经功能恢复。实际操作中应注意：①应在脊髓损伤后早期进行 HBO 治疗，最好在 6 ~ 12 h；②第一个 24 h 内行多次治疗，最少 2 次，可以 3 次或更多；③应用 2 ~ 2.5 个标准大气压；④每次治疗不超过 2 h，两次治疗间隔 2 h 以上，以避免氧中毒。脊髓损伤的早期数小时内，组织出血、水肿、微循环障碍，使脊髓组织缺氧。因此，早期应用 HBO 治疗，将充分携氧的血流带至脊髓损伤区域，具有理论上的合理性。然而目前尚无临床对照研究证明其有效。

第二节 椎管内肿瘤

椎管内肿瘤可分为原发性或继发性，发病高峰年龄为 20 ~ 50 岁。椎管内肿瘤可发生在脊椎的任何节段，根据肿瘤在椎管内不同的位置，又可将椎管内肿瘤分为硬脊膜外肿瘤、髓外硬脊膜下肿瘤及髓内肿瘤。大部分的成人脊髓肿瘤位于髓外硬脊膜内，大多数硬脊膜内肿瘤来源于脊髓和终丝的细胞成分、神经根或硬脊膜，以神经鞘瘤及脊膜瘤常见，髓内肿瘤约占椎管内肿瘤的 24%，其中以室管膜瘤和星形细胞瘤常见，而椎管内硬脊膜外肿瘤多为恶性肿瘤。椎管内不同种类肿瘤又有其特殊的好发部位，如上皮样囊肿和皮样囊肿多发生在腰骶段；而神经胶质瘤则多见于胸段和颈段；肉瘤及淋巴瘤多见于硬脊膜外；肠源性囊肿以颈段硬脊膜下髓外，脊髓腹侧多见；转移瘤、神经节细胞瘤及黑色素细胞瘤则十分少见。

一、髓外硬脊膜下肿瘤

（一）神经鞘瘤

神经鞘瘤的概念一直存在争议。现代有关神经鞘瘤的分类包括两种良性类型，即神经鞘瘤和神经纤维瘤。

1. 流行病学

神经鞘瘤又称 Schwann 细胞（施万细胞）瘤，来源于神经膜细胞，在脊髓肿瘤中发病率占首位，约占成人髓外硬脊膜下肿瘤的 25%，发病率为（0.3 ~ 0.4）/100 000，病变多为单发，可发生在椎管内的任何节段。40 ~ 60 岁是发病高峰，无男女差异，其中约小部分硬脊膜下神经鞘瘤为恶性，约一半发生在神经纤维瘤病患者中。神经鞘瘤多起源于脊神经后根，位于脊髓旁和第 1 ~ 2 神经根相连，其次是位于脊髓腹侧或腹外侧。

2. 解剖学

神经膜细胞镶嵌在一层疏松的结缔组织上，称为神经内膜，其细胞膜被基膜包裹，在神经损伤时基膜即成为轴突再生及鞘膜再形成的模板，引导神经再生，在此基础上每一神经束周围均有另外一层结缔组织包裹，称为神经外膜。神经外膜是一层致密的结缔组织，将多个神经束包绕于一体，组成周围神经。在椎间孔部位神经根袖套处硬脊膜与脊神经的外膜相融合，是椎管内神经鞘瘤的好发部位。约有 30% 的神经鞘瘤经神经根根袖穿通硬脊膜内外，长成哑铃样肿瘤。另外，约有 10% 的神经鞘瘤位于硬脊膜外。由于颈段硬脊膜下神经根较短，所以颈段的肿瘤常常跨越硬脊膜生长。

3. 分子生物学

目前普遍认为此肿瘤是一种神经鞘的肿瘤，但究竟是起源于 Schwann 细胞，还是起源于神经鞘的成纤维细胞，尚有争论。该肿瘤可能是自然发生，也可能为外伤或其他刺激的结果。但是恶性周围神经鞘瘤是起源于周围神经的一组不同类型的肿瘤，有明确的细胞恶变证据，如多形细胞、非典型细胞核及异形体、坏死形成及血管增生等。

4. 病因病理

神经鞘瘤是由纤维致密的纤维束交织构成，可分为两种组织类型，一种是细胞核呈栅状排列的神经鞘瘤；另一种是有退行性变，组织稀松呈网状结构神经鞘瘤。少数情况下肿瘤可发生恶性变。

5. 临床表现

患者病程大多较长，胸段者病史较短，首发症状常为神经根性疼痛，其次为感觉和运动障碍，其发展与其他脊髓良性肿瘤大致相同，临床表现可分为早期刺激症状、脊髓部分受压症状及脊髓横贯损害症状三个阶段。因脊髓神经鞘瘤多发生于脊神经后根，肿瘤直接刺激和牵拉感觉神经，患者常以相应节段神经根性痛为首发症状。其中上颈段中路的疼痛主要在颈部，偶尔向肩部及上臂放射；胸段肿瘤的疼痛多位于胸腰部，可放射至腹部及下肢；腰骶段肿瘤的疼痛位于腰骶部、臀部、会阴部及下肢。以感觉障碍为首发症状的患者约占 20%，可分为感觉过敏和减退两类。感觉障碍一般从远端开始逐渐向上发展，随着病程进展，最后出现感觉伴运动功能一起丧失的情况。

6. 辅助检查

脑脊液检查：由于神经鞘瘤多发生于蛛网膜下腔，较容易造成蛛网膜下腔阻塞，可使肿瘤所在部位以下脑脊液循环发生障碍以及肿瘤代谢细胞脱落，造成脑脊液蛋白含量增高，故腰椎穿刺放出脑脊液后临床症状可能加重。

X 线检查：肿瘤在椎管内呈膨胀性生长，可压迫相应的椎管壁，慢性压迫可造成椎管腔隙扩大。X 线检查纤维中路相应部位椎弓根变窄，椎弓根间距增宽。若中路位于脊髓腹侧压迫椎体后缘，侧位片可见有椎体后缘弧形硬化现象；若肿瘤呈哑铃形可见椎间孔扩大。

MRI 检查：目前，脊髓 MRI 检查是诊断脊髓肿瘤最好的方法之一。神经鞘瘤在 MRI 中 T_1 加权像上呈稍低信号，在 T_2 加权像上呈高信号，注射 Gd-DTPA（顺磁性、离子型细胞外液对比剂）后可见实体性肿瘤呈均匀强化，囊性肿瘤呈环形强化，手术中路呈不均匀强化。

脊髓血管造影检查：蛛网膜下腔完全梗阻率约在 95%，典型的病变可表现为杯口状充盈缺损。

7. 诊断及鉴别诊断

主要的鉴别诊断为脊膜瘤、纤维肉瘤、恶性纤维组织细胞瘤、上皮样肉瘤和平滑肌肉瘤等。

8. 治疗

手术可以根据肿瘤的大小及形态决定是否完全或部分切除一侧的关节面，但一般来说，半椎板切除和单侧的关节面切除可以较少地影响脊柱的稳定性。

椎板切除术切除椎管内肿瘤的特点：①手术对椎体骨结构的创伤小，对术后脊柱稳定性影响小；②对脊髓、硬脊膜、神经根管及椎管内容物影响小，基本可避免术后残腔瘢痕组织增生、粘连引起的医源性椎管狭窄的可能性；③术野小，术前应尽量精确定位，且手术技巧要求较高。

当肿瘤通过扩大的椎间孔侵犯到脊髓的邻近区域时称为哑铃形肿瘤，可分为椎管内部、椎管外部及椎间孔狭窄部，手术时应先切除狭窄部。术前应根据肿瘤的大小、位置及硬脊膜下的分布更详尽地考虑手术方案。由于颈前部有较多的神经血管结构及下颌与颅底之间的骨骼肌附着，因此颈前入路很难到达颈部脊髓旁区域，然而对于多数的颈部哑铃形肿瘤可以通过扩大的后入路达到全部切除，标准的后路椎板切除可以达到硬脊膜旁 4 cm 的区域；对于胸腰部的哑铃形神经鞘瘤则可以通过侧方入路来暴露，胸背侧筋膜连同皮肤一起切开，连同皮瓣一起翻向侧方，腰椎旁的肿瘤埋藏在腰大肌的深面，腰神经根及其分支走行于腰大肌中，因此分离肿瘤和腰大肌时应注意。

（二）脊膜瘤

1. 流行病学

脊膜瘤的发病率为椎管内肿瘤的第二位，可见于任何年龄组，以 50 ~ 70 岁多见，大部分患者为女性，大部分肿瘤位于胸段，上颈段和枕骨大孔区也是脊膜瘤的好发部位，此处的肿瘤多位于腹侧和腹外侧，常和椎动脉的人颅段及颅内段相粘连，多数的脊膜瘤完全位于硬脊膜下，但约 10% 的肿瘤穿过硬脊膜呈内外生长或完全位于硬脊膜外。

2. 解剖学

脊膜瘤的外观为圆形或类圆形，呈光滑纤维样，也可表现为外形多样，质地较脆，呈实质性，肿瘤基底较宽部分可伴有钙化。脊膜瘤与硬脊膜之间有广泛粘连，因为硬脊膜外腔的存在，脊膜瘤很少侵犯到椎骨，与脑膜瘤不同的是脊膜瘤一般不穿透软膜，这些特性都有利于外科手术治疗。

3. 分子生物学

脊膜瘤起源于蛛网膜细胞，通常位于脊髓侧方神经根根袖附近，脊膜瘤还可起源于软脊膜或硬脊膜的成纤维细胞，反映出脊膜瘤来源于中胚层细胞。

4. 病因病理

常见的脊膜瘤为以下三种类型。

内皮型：肿瘤是由多边形的内皮细胞镶嵌排列而成，有时可见有旋涡状结构。肿瘤细胞分化良好，此种类型脊膜瘤多起源于蛛网膜内皮细胞。

成纤维型：肿瘤由索性细胞交错排列组成，富有网状纤维和胶原纤维，有时可见玻璃样变，此种类型脊膜瘤多起源于硬脊膜的纤维细胞。

砂粒体型：砂粒型脊膜瘤是在内皮型或纤维型的基础上，有散在多数砂粒小体。

5. 临床表现

脊膜瘤生长较缓慢，早期症状多不明显，故一般病史较长。常见的首发症状是肿瘤所在部位相应的肢体麻木，其次为乏力，神经根性疼痛为第三位，脊髓受压的症状及病程发展与神经鞘瘤的病程发展相似。

6. 辅助检查

X 线检查：X 线检查与神经鞘瘤检查大致相同，不同点是脊膜瘤在 X 线检查时有时可发现砂粒状钙化。

CT 检查：可见显示脊膜瘤最常见于胸段蛛网膜下腔后方，邻近骨质可有增生性改变。肿瘤多为实质性，较局限，呈等密度或稍高密度，有时可见肿瘤体内不规则钙化影。

MRI 检查：可清晰地显示脊髓受压情况，肿瘤在 T_1 加权像上呈等信号，少数呈低信号，在 T_2 加权像上量高信号，静脉注射 Gd–DTPA 后 T_1 加权像呈持久均一性强化，典型病例可见硬膜尾征。

7. 诊断及鉴别

诊断脊膜瘤常发生于胸段，女性多见，具有髓外硬脊膜下肿瘤的共同表现，与神经鞘瘤容易混淆，本病肿瘤钙化率较高，是鉴别这种肿瘤的主要征象之一。另外脊膜瘤很少引起神经孔扩大，哑铃形肿瘤少于神经鞘瘤。

8. 治疗

手术全部切除肿瘤是脊膜瘤治疗的首选，全部切除率可达 90%，但脊膜瘤显微镜下全部切除或近全部切除术后 10 年的复发率仍达 10% ~ 15%。后路的椎板切除术对于大多数病例来说可以提供充分的手术暴露范围，因为肿瘤使脊髓受压回缩，所以即使是体积较大的腹侧脊膜瘤也可以通过标准的后入路来切除肿瘤。脊膜瘤的表面往往存在一层蛛网膜，轻柔地牵拉肿瘤就可以沿着界面使肿瘤与脊髓分离。在肿瘤的切除过程中可以使用多种方法，背侧或背外侧的脊膜瘤可以环状切除受侵犯的硬脊膜。对于侧方和腹侧的肿瘤应仔细辨别头侧和尾侧，并应将肿瘤上方的蛛网膜切开，同时直接在肿瘤的表面进行分离，可以将棉片放在肿瘤的侧方，防止出血流入蛛网膜下腔。暴露的肿瘤表面给予电灼，减少肿瘤的血供使其收缩，硬脊膜面的肿瘤从附着的硬脊膜处切除，附着的硬脊膜应给予充分电灼或切除后修补，蛛网膜下腔应用温盐水冲洗。

二、髓内肿瘤

脊髓髓内肿瘤相对少见，占椎管内肿瘤的 24%，较多见于颈段及胸段，80% 为神经胶质瘤，其中以室管膜瘤最多，占 55% ~ 60%，其次为星形细胞瘤，约占 30%。其他较少见的尚有血管瘤、脂肪瘤、转移瘤和先天性肿瘤等。髓内肿瘤病理上主要侵犯灰质，有垂直发展倾向。肿瘤累及脊髓灰质，出现相应的结构损害征象，如感觉障碍或感觉分离、肌肉萎缩等。髓内肿瘤的临床特征各不相同，早期症状通常无特异性，只表现为缓慢进展，在确定诊断之前往往症状持续 2 ~ 3 年。

（一）脊髓室管膜瘤

1. 流行病学

室管膜瘤是一种常见的脊髓神经胶质瘤，多发生在青壮年，男女发病率没有明显差异。多数位于近端硬脊膜内部分。终丝室管膜见于任何年龄，但以 30 ~ 60 岁多见，男性略多于女性，终丝室管膜瘤和马尾神经鞘瘤发生率接近。

2. 解剖学

肿瘤呈同心圆生长或稍偏向脊髓腹侧，病变范围广泛，呈灰红色，质地较软，血供不丰富，肿瘤有假包膜与脊髓组织常有明显分界，多数为实质性，少数可伴有囊性疾变。肿瘤邻近的脊髓多伴有继发空洞形成，少数肿瘤本身可发生出血及囊性病变。

3. 分子生物学

一般认为，脊髓室管膜瘤起源于脊髓中央管的室管膜细胞或退化的圆锥终丝。肿瘤在脊髓内沿脊髓纵轴膨胀性生长，可累及多个脊髓节段。多呈梭形，很少为圆形或椭圆形。发生在圆锥终丝的室管膜瘤，可充满腰骶部椎管腔。髓内室管膜瘤和 *NF*–2 基因有相关性，多数散发的室管膜瘤都有 *NF*–2 基因改变。

4. 病因病理

可分上皮细胞型、纤维型、黏液乳头型、混合型等多种亚型，其中黏液乳头型室管膜瘤是最常见的组织类型，肿瘤细胞密集呈梭形，可见有管腔样排列或乳头状排列，或呈菊花状结构。肿瘤组织内血管反应一般不明显，有的可见钙化或出血坏死，绝大多数的室管膜瘤为 Ⅰ ~ Ⅱ 级的低度恶性肿瘤。若肿瘤细胞明显异型，出现核分裂和瘤巨细胞，血管丰富，内皮细胞和外膜细胞增生，同时合并有出血坏死等表现，称为恶性室管膜瘤，或称室管膜母细胞瘤。

5. 临床表现

脊髓室管膜瘤病程一般较长，早期症状多不明显，首发症状多表现为中路部位相应肢体麻木不适、乏力及疼痛症状，但相对较少且不明显，感觉障碍多为自上向下发展，感觉平面多不明显，常有不同程度的感觉分离现象。自主神经功能出现较早，早期多表现为尿潴留，受累平面以下皮肤菲薄、少汗，晚期可出现小便失禁。

6. 辅助检查

X 线检查：多数病例无异常发现，少数可表现为椎管腔隙扩大，且累计范围较广。

MRI 检查：可清晰显示室管膜瘤的病变范围及脊髓受压情况，肿瘤在 T_1 加权像上呈等信号或稍高信号，在 T_2 加权像上呈高信号，静脉注射 Gd–DTPA 后 T_1 加权像上肿瘤呈轻中度均匀强化，大部分的室管膜瘤在肿瘤的两极有脊髓内继发空洞形成。

7. 治疗

脊髓室管膜瘤属良性肿瘤，对于边界清楚比较表浅的肿瘤应通过手术全部切除。术前需要精确定位，上下囊肿腔也要包括一部分，影响手术切除肿瘤的最重要因素是肿瘤和脊髓之间是否存在可以分离的界面，术中应沿肿瘤的两端正中切开脊髓，这样有助于准确判断肿瘤的边界。若脊髓后正中动脉妨碍手术时，可予电凝后切断，逐步分离肿瘤的腹侧和外侧缘，沿肿瘤纵轴方向牵拉肿瘤一极，识别来自脊髓前动脉的供血动脉，予以电灼切断。如果肿瘤累及范围较广，肿瘤与脊髓间没有明显的界面，则可能是浸润性生长的肿瘤或局部反复出血形成的胶质瘢痕，术中可以送冷冻病理检查，可沿肿瘤做纵行切开进行分块切除。术中应在神经电生理辅助指导下注意保护脊髓和马尾神经。对于恶性室管膜瘤可行大部切除减压术，术后进行放射治疗（简称放疗）或化学药物治疗（简称化疗）。

（二）星形细胞瘤

1. 流行病学

星形细胞瘤在脊髓内肿瘤的发病率仅次于室管膜瘤，居第二位，以胸髓节段多见。

2. 解剖学

星形细胞瘤大体呈灰红色，常有囊性病变，囊液多呈金黄色，瘤体出血、坏死较少见，在脊髓内肿瘤沿脊髓纵轴浸润性生长，肿瘤和脊髓无明显边界，肿瘤体多呈梭形，并常累及多个脊髓节段。

3. 分子生物学

脊髓星形细胞瘤起源于脊髓白质的星形细胞。

4. 病因病理

肿瘤组织由星形细胞组成，组织学形态常分为两种形态，即浸润性生长的星形细胞瘤和局限性生长的星形细胞瘤。多数星形细胞瘤为良性，细胞分化一般比较成熟，纤维型星形细胞瘤富于胶质纤维，原浆型星形细胞瘤富于细胞质，核分裂象少见，血管反应不明显，可见有囊变和小灶状钙化。

5. 临床表现

脊髓星形细胞瘤的临床表现和脊髓室管膜瘤相似，也可发生囊性病变和出血，但质地更坚韧些，由于肿瘤生长缓慢，大多数病例病程较长，早期症状多不明显，可表现为肿瘤部位以下肢体麻木无力，随着病情渐进性发展，逐渐出现脊髓受压症状，如果肿瘤囊性病变病情突然加重可出现瘫痪。由于星形细胞瘤位于脊髓内，故感觉障碍由上向下发展，有时感觉平面不明显，可出现感觉分离现象，自主神经功能障碍出现较早。

6. 辅助检查

MRI 检查：星形细胞瘤在 MRI 上的表现是多样的，在增强 MRI 上，可见肿瘤边缘不规则，强化后可呈均匀，斑片状强化，其中不均匀强化及边缘明显增强的比较常见。

脑脊液检查：压颈试验显示梗阻性表现，脑脊液蛋白质含量增高。

7. 治疗

脊髓胶质瘤大多为良性，约有1/3的良性浸润性星形细胞瘤没有可辨认的边界。肿瘤常偏向一侧或突出于脊髓表面，后正中沟较难确定，脊髓增粗，脊髓纹理消失，若肿瘤质地较软，多呈浸润性生长，对于这类患者多数为部分或大部分切除明确病理，部分星形细胞瘤也可为类似于室管膜瘤的边界，但是与脊髓间却没有可分离的界面，应从肿瘤的中心到外缘有条理地切除，星形细胞瘤的颜色与正常脊髓组织不同，手术医生必须根据自己的经验进行判断，术中应尽力保护脊髓的血管，若肿瘤容易识别则继续切除，如果识别困难或是术中运动电位发生改变则须停止手术。少数胶质瘤可能呈多中心生长，在两部分肿瘤团块间可能存在有功能的有髓组织，切除肿瘤时应注意保护。

（三）血管网状细胞瘤

1. 流行病学

血管网状细胞瘤又称血管母细胞瘤，髓内血管网细胞瘤好发于颈段脊髓，通常位于脊髓背外侧，与软膜粘连，该疾病具有家族遗传性，为不完全表达和外显的常染色体显性遗传，可见于各年龄段，但幼儿少见。

2. 解剖学

绝大多数血管网状细胞瘤为实体性，有完整包膜，瘤体呈暗红色，肿瘤血供丰富，常有数根动脉供血，引流静脉明显纡曲怒张，邻近脊髓可伴有继发空洞形成，少数肿瘤呈囊变，类似于小脑血管网状细胞瘤，但红色的附壁结节可不明显。

3. 分子生物学

血管网状细胞瘤来源于血管周围的间叶组织的良性肿瘤，属于中胚叶的细胞残余。组织学上血管网状细胞瘤分为囊性和实性两种，其中囊变是该肿瘤的特征之一。

4. 临床表现

血管网状细胞瘤的临床特点多样，早期症状不具有特异性，且进展不明显，主要以病变部位疼痛和肢体肌力下降，疼痛一般位于肿瘤水平，很少伴有放射痛。病变位于小脑者查体可见小脑体征。如果病变位于腰膨大或圆锥部位则可引起背部和下肢的放射性痛，早期即可出现二便功能障碍。

5. 辅助检查

CT检查：多数病例无异常发现。

MRI检查：血管网状细胞瘤在T_1加权像上呈等信号或稍高信号，在T_2加权像上为高信号，邻近脊髓常有继发空洞形成，伴有空洞的瘤体常为小而局限的圆形或椭圆形，同时在T_1及T_2加权像上于肿瘤边缘和肿瘤邻近区域均可见不规则的点状或线状血管流空影，为血管网状细胞瘤的特征影像之一，强化后可将肿瘤呈明显强化。

脊髓血管造影检查：脊髓血管造影能显示致密的中路结节及供血动脉和引流静脉，对于定位、定性诊断血管网状细胞瘤有重要价值，而且能够判断供血动脉的数目、部位、来源及走向，对于手术的顺利进行有重要指导意义。

6. 诊断及鉴别

诊断脊髓内血管网状细胞瘤应与脊髓内室管膜瘤相鉴别，两者均可致病变两端脊髓产生继发性空洞，血管网状细胞瘤在 MRI 检查上可见不规则点状血管流空影，强化后病变呈明显均匀强化，而室管膜瘤大多呈明显不均匀强化，两极可伴有囊变坏死。

7. 治疗

血管网状细胞瘤的手术需要切除其附着的软膜。电灼软膜表面的血管后，沿肿瘤附着的基底部环状切开软膜，然后轻柔地牵拉分离埋藏于脊髓内的肿瘤，如果肿瘤体积较大，可以在肿瘤一端切开脊髓来扩大视野及操作范围，肿瘤不能从瘤内切除，只能电灼肿瘤表面，缩小体积，分离肿瘤边界。切除肿瘤后瘤床用生理盐水冲洗，并用止血纱布覆盖止血，应注重蛛网膜的缝合，以免发生脊髓粘连牵拉脊髓，造成术后神经功能障碍。

（四）海绵状血管瘤

1. 流行病学

脊髓内海绵状血管瘤为一种不常见的良性血管性肿瘤，各段脊髓的发生率大致相同。

2. 解剖学

呈圆形或不规则形，呈结节状或分叶状，边界不太清楚，质软而有弹性，多呈淡紫或紫蓝色。海绵状血管瘤血供不丰富，质地中等，有包膜，肿瘤周边常存在明显的胶质瘢痕，肿瘤与胶质瘢痕间分界清楚，而胶质瘢痕与邻近脊髓组织分界不清。

3. 分子生物学

海绵状血管瘤由众多薄壁血管组成的海绵状异常血管团。

4. 病因病理

由大而不规则的腔隙组成，甚似静脉窦，腔内壁衬以单层内皮细胞，很少增生，外围则由厚薄不一的纤维组织包绕。有的腔壁较厚是由外膜细胞增生所致。腔内含有红细胞和纤维蛋白性物质。有些大血管腔隙内皮细胞增生形成乳头状结构，突向管腔。在小的腔隙内可见血栓或钙化。

5. 临床表现

由于脊髓髓内海绵状血管瘤容易反复出血，发生出血时可引起神经系统病情的急剧恶化，随着血肿的吸收，机化的修复，患者的临床症状局部改善。当肿瘤再次出血时，神经系统状况再次恶化。如此反复，最终可致病变节段脊髓功能障碍。因此临床上患者神经系统间歇性进行性恶化是本病的典型表现。

6. 辅助检查

MRI 检查：肿瘤在 T_1 加权像上呈低或稍高信号，在 T_2 加权像上呈高低混杂信号，T_1

和 T_2 加权像上，在病灶周围均可见环形低信号带，伴有出血时随出血时期不同，出现相应的异常信号，增强扫描后，肿瘤无明显强化，肿瘤邻近脊髓通常无继发性空洞形成。

脊髓血管造影检查：海绵状血管瘤脊髓血管造影检查结果多为阴性。

7. 治疗

手术时需切开草绿色或黄白色的胶质增生带，显露杨梅状的紫黑色肿瘤后，再电凝皱缩肿瘤包膜，多可顺利游离并全切肿瘤，肿瘤周围的胶质增生带与邻近的脊髓组织间分界不清，故分离肿瘤不能在其间进行，以免损伤脊髓组织。另外，由于肿瘤可发生结节状突起，或因肿瘤多次出血而使小部分肿瘤与肿瘤主体分离，所以在分离切除肿瘤时需小心避免微小瘤结节残留。

三、先天性肿瘤

椎管内先天性肿瘤为胚胎发育期残存的胚层细胞发展而成。它们可由一个胚层构成，也可由 2 个或 2 个以上胚层组织构成。按照组织结构不同分为表皮样囊肿、皮样囊肿、畸胎瘤、肠源性囊肿、脂肪瘤、脊索瘤等。

（一）表皮样囊肿、皮样囊肿及畸胎瘤

1. 流行病学

脊髓表皮样囊肿又称脊髓表皮样瘤，是脊髓先天性肿瘤中最常见的一种，多发生于髓外硬脊膜下。青少年发病率高，男女无差别，起病缓慢，病程长，早期症状多不明显，部分病例伴有脊柱裂或隐性脊柱裂、脊髓空洞症等其他先天畸形。

2. 解剖学

病变多发生于胸髓以下节段，肿瘤大部分位于腰骶部。肿瘤有完整包膜，呈囊肿样结构，囊肿内含光亮白色的豆腐渣样胆脂物质聚集，皮样囊肿中可见有毛发。

3. 分子生物学

表皮样囊肿起源于异位表皮细胞，而皮样囊肿是少见的先天性肿瘤，又名皮样瘤。畸胎瘤属于颅内生殖细胞肿瘤，具有特殊病理性质。

4. 病因病理

显微镜下可见囊壁由复层扁平上皮构成，其底层为纤维结缔组织及真皮层。皮样囊肿含外胚层与中胚层两种成分，如汗腺、皮脂腺等皮肤附件。畸胎瘤是含多种异位组织的真性肿瘤，由外胚层、中胚层及内胚层三个胚层分化的组织组成，肿瘤内含有牙、毛发的油脂状物质。畸胎瘤可生长于硬脊膜外、硬脊膜下及髓内。

5. 临床表现

本病多见于儿童和青年，病程长，患者主要以腰痛、下肢及大小便功能障碍为起病方式，病情常可自行缓解或加重，常合并脊柱其他骨性畸形，多数患者继发性出现足畸形，

如弓形足、足下垂等。

此类肿瘤如果较小或无功能，通常无特异性临床表现。早期症状主要包括腰背疼痛，双下肢运动感觉及反射异常、阳痿及膀胱与直肠括约肌功能障碍。与椎管内其他肿瘤相比较，此类肿瘤患者除发病年龄较轻、病程较长等情况外，还有如下特点：①因为囊肿主要位于脊髓下段，圆锥和马尾部较多，所以腰腿疼痛者较多，常呈钝痛或剧烈神经根性痛；②直肠膀胱功能障碍者较多，有相当一部分患者有排尿排便功能障碍；③运动系统损害可不典型，当囊肿合并腰骶部脊柱裂时，脊髓下端常被固定于较低部位；④若合并皮毛窦时，常可以引发颅内感染，亦有少数皮毛窦者，由于囊内容物刺激引起发热等表现。

6. 辅助检查

CT 检查：表皮样囊肿表现为低密度影，CT 值为 –80 ~ –16 Hu，若囊肿内角质物含量较高时呈略低密度或等密度，皮样囊肿时 CT 检查表现为均匀或不均匀的低密度影，偶尔病灶内可见边缘毛糙的毛发团，囊壁较厚，呈等或稍高密度影。

MRI 检查：表皮样囊肿在 T_1 加权像上呈低信号，在 T_2 加权像上呈高信号，强化 MRI 上肿瘤无强化；皮样囊肿在 T_1 和 T_2 加权像上均表现为高信号，有时皮样囊肿在 T_1 加权像上呈混杂信号，在增强 MRI 上肿瘤也无强化。

7. 治疗

本病治疗的最佳选择是手术切除。手术过程中应尽量清除囊内容物，尽可能切除囊壁，对与脊髓或神经根粘连较紧的部分囊壁不宜勉强切除。

（二）脊索瘤

1. 流行病学

脊索瘤是一种罕见的原发性恶性肿瘤，位于脊椎椎体和椎间盘内，罕见累及骶前软组织，大多数脊索瘤起源于椎骨附近骨内脊索残留物而不是椎间盘。好发于 50 ~ 60 岁的中老年人，亦可发生于其他年龄。两性均可累及，发病率无差异。其生长缓慢，在出现症状前，往往已患病 5 年以上，50% 在骶尾部，35% 位于蝶枕部，其他依次为颈、胸、腰椎部肿瘤。

2. 解剖学

肿瘤呈圆形或分叶状，质软，呈胶状。可有局部出血、坏死、囊性变及钙化等。早期一般具有包膜，附近常有碎骨片及死骨。

3. 病因病理

显微镜下显示肿瘤组织变化较多，各个病例不同，甚至同一肿瘤的不同区域内也不同。分化差的组织，细胞排列紧密，体积较小，边缘清晰。细胞内外黏液成分较少，分化成熟的组织，细胞排列稀疏，体积较大，呈菱形或多边形，胞质内有明显的空泡，肿瘤的间质中有纤维间隔，且有多量的黏液积聚，高度恶化时可见核分裂象。

4. 分子生物学

脊索瘤由胚胎残留或异位脊索形成，生长缓慢，且很少发生远处转移（晚期可转移），但其局部破坏性很强，因肿瘤继续生长而危害人体，且手术后极易复发，故仍属于恶性肿瘤。

5. 临床表现

疼痛为最早症状，多系由肿瘤扩大侵犯或压迫邻近重要组织或器官所引起。位于骶尾部的肿瘤常引起骶尾部疼痛，随后局部出现肿块，并逐渐长大，从皮下隆起，也可向盆腔内发展，压迫膀胱和直肠，引起尿失禁、便秘、坐骨神经痛等症状。位于蝶枕部的肿瘤可压迫视神经及其他脑神经、垂体、脑干等，在后期可引起颅内高压。在椎管周围有脊髓受压者，可引起根性疼痛、截瘫、大小便失禁等。如果肿瘤侵犯脊柱，通常可出现脊髓压迫症状，直接浸润，累及腹膜后组织。肿瘤足够大时可造成肠腔狭窄或侵犯膀胱。肛检可在直肠外叩到肿块。

6. 辅助检查

X 线检查：X 线片显示肿瘤以溶骨性破坏为主，不见钙化及骨化，可见骶骨局部破坏及其钙化斑块，位于骶、尾椎的肿瘤自骶椎中央或偏一侧产生局限性骨质破坏，可使骨质扩张、变薄、消失，位于胸、腰椎椎体者椎体破坏压陷，但椎间隙保持完整。

CT 检查：CT 检查对确定肿瘤具有定位和定性价值，发现肿瘤有钙化或斑块形成，具有重要价值，并可指导手术静脉注射药物后能够明显强化，有助于阐明肿瘤的内容物及其周边包膜特征，骶骨脊索瘤的骨扫描检查常为密度减低或冷结节，CT 可清晰显示脊索瘤骨破坏和软组织阴影与马尾神经、大血管及周围组织的关系，注射造影剂可增强 CT 影像的清晰度。

MRI 检查：MRI 对肿瘤有定位和定性价值，是评价脊索瘤非常有益的手段，当 CT 检查发现骨性破坏后，应常规进行 MRI 检查，脊索瘤 T_1 加权像上呈低信号或等信号，T_2 加权像上呈高信号，分叶状的高信号病变与低信号分隔明显，值得提示的是 MRI 可区别肿瘤类型，一般经典脊索瘤比软骨型脊索瘤呈更长的 T_1 和 T_2 信号。

7. 诊断及鉴别

骨巨细胞瘤、神经纤维瘤和脊索瘤都是发生在骶骨的常见肿瘤，它们有相同的临床症状，X 线片同是溶骨性破坏，但彼此容易混淆，需要鉴别。骨巨细胞瘤病变部位有明显的偏心性；神经纤维瘤的破坏围绕神经孔，使之变大、消失，病变周围有硬化骨；其他少见的良性肿瘤因为症状轻微，X 线片有各自的影像学特征，容易鉴别；更少见的骶骨高恶性肿瘤病史短，疼痛剧烈，影响睡眠，卧位不起呈强迫体位，患者很快出现精神不振、体重下降、消瘦、贫血和发热等。

8. 治疗

目前脊索瘤的外科切除是主要的治疗方法。在脊索瘤切除后，尽早进行 CT 或 MRI 检查，以证实肿瘤切除程度及是否有肿瘤残余，对于拟定术后辅以放疗与否或定期随访有重要指导价值。

（三）脂肪瘤

1. 流行病学

脊髓内脂肪瘤比较少见，好发于 11 ~ 30 岁，无性别差异，起病缓慢，病程较长多位于胸段脊髓表面，向脊髓内外生长。

2. 解剖学

脂肪瘤好发于脊髓圆锥内，与周围组织之间的境界清楚，其质地较软，生长缓慢，大多数体积较小。肿瘤呈黄色，类似正常脂肪组织，肿瘤组织和脊髓多无明显界线，脂肪颗粒可侵及脊髓内，在脊髓表浅呈弥漫性生长，可累及多个节段。

3. 分子生物学

脂肪瘤是由间质组织胚胎发育异常而引起的，周围有一层薄的结缔组织包囊，内有被结缔组织束分成叶状成群的正常脂肪细胞，中间可混杂有神经纤维，有的脂肪瘤在结构上除大量脂肪组织外，还含有较多结缔组织或血管，即形成复杂的脂肪瘤。

4. 病因病理

病理瘤状物由分化成熟的脂肪细胞组成，并被纤维条索将瘤组织分割成大小不等的脂肪小叶。其中纤维成分较多的脂肪瘤又称纤维脂肪瘤，血管丰富的脂肪瘤又叫血管脂肪瘤。

5. 临床表现

肿瘤压迫脊髓，临床上表现为脊髓压迫症状。临床上将脊髓脂肪瘤分为两种类型：①软脊膜下脂肪瘤，好发于胸段和颈段脊髓，多无脊柱脊髓发育异常，多以病变节段相对应的区域疼痛为首发症状。②圆锥脂肪瘤，常伴有低位脊髓椎管闭合不全和皮下脂肪垫。主要临床症状为单腿或双下肢痉挛无力、踝趾关节畸形和括约肌功能障碍。

6. 辅助检查

X 线检查：X 线片可显示受累节段椎管直径增大和伴发脊柱裂。

CT 检查：脊髓 CT 可见脂肪瘤表现为低密度，CT 值在 –100 Hu 左右。

MRI 检查：脂肪瘤 MRI 表现为 T_1 加权像为高信号，T_2 加权像也为高信号，肿瘤边界清楚，无囊变、无继发脊髓空洞，在圆锥的脂肪瘤可见脊髓低位、脊柱裂等畸形。

7. 治疗

脊髓脂肪瘤属于良性肿瘤，硬脊膜外的脂肪瘤可完全切除，硬脊膜下的脂肪瘤生长广泛，与正常脊髓粘连紧密，脂肪颗粒侵入其中，故手术全部切除比较困难，可施行椎板切除及肿瘤部分切除以达到减压的目的，如果肿瘤累及的范围不大，仍可以完全切除。

（四）转移性肿瘤

1. 流行病学

转移性肿瘤为身体其他部位的组织或器官的恶性肿瘤转移而来，原发病灶往往不易被发现，约占髓内肿瘤的5%，转移瘤可分为髓内或髓外，主要有肺部肿瘤血管源性转移而来，另外黑色素瘤、纤维肉瘤和原始神经外胚层肿瘤都可发生在脊髓髓内。

2. 解剖学

脊髓转移瘤常见于胸腰段，大多位于硬脊膜外，少数位于脊髓内，常破坏椎板而长入椎旁肌肉组织中。

3. 分子生物学

常见的有肺癌、肝癌、甲状腺癌、绒毛膜上皮癌等的血液转移，或脊柱恶性骨瘤直接侵袭。淋巴瘤或白血病对脊髓侵袭多见于老年人和中年人。

4. 病因病理

转移至椎管内及髓内的途径有：①经动脉播散；②经椎静脉系统播散；③经蛛网膜下腔播散；④经淋巴系统播散；⑤邻近的病灶直接侵入椎管内。

5. 临床表现

患者往往起病急病情发展快，发病后多在1个月内出现脊髓休克，呈弛缓性瘫痪。患者一般情况差，自主神经功能症状出现较早。

6. 辅助检查

X线检查：在X线平片上脊髓转移瘤主要表现为椎管周围不同程度的骨质破坏而不是慢性压迫性椎管扩张。

CT检查：表现为脊髓硬膜外软组织阴影，向外累及邻近椎体，向内累及脊髓，可见局部骨质破坏和肿瘤轮廓。

MRI检查：能更清晰地显示转移性肿瘤的部位，累及的范围及脊髓是否受累，可表现为长 T_1、长 T_2 征象，病变外形不规则，多位于硬脊膜外腔的侧后方。

7. 治疗

应采用综合治疗方法，手术方式及策略同脊髓内肿瘤，手术可减轻脊髓受压程度，如应尽量切除肿物，明确病理后可为术后放疗及化疗提供可靠依据，手术的原则主要是充分的椎板切除减压，术后应根据病理结果提示，积极明确原发灶，必要时可行全身PET-CT检查，并应辅助放、化疗。

第三节　脊髓血管畸形

一、脊髓动静脉畸形

（一）概述

脊髓动静脉畸形也被称为脊髓动静脉性血管病变，是指动、静脉间存在短路的脊髓血管病变，为先天胚胎发育异常所致。脊髓髓内动静脉畸形是指由脊髓动脉供血，位于脊髓髓内的畸形血管团。脊髓髓内动静脉畸形与在神经胚形成期间的异常有关，与神经纤维瘤病、脊髓栓系综合征等有关。脊髓动静脉畸形常伴发神经纤维瘤病及动脉瘤，可伴发动脉瘤，并引起出血。该病较硬脊膜动静脉瘘发病率低，是第二常见的脊髓血管病。男性患者多于女性，多在 45 岁前起病。脊髓动静脉血管畸形位于颈髓的概率较小，位于胸腰段脊髓的概率较大，与脊髓各段的体积在整个脊髓的占比相对应。圆锥动静脉血管畸形是脊髓动静脉畸形的特殊类型。圆锥动静脉血管畸形通常范围较大，有多支供血动脉，常与脊髓栓系综合征伴发。

（二）病理与病理生理

脊髓动静脉畸形的发病机制主要有 5 种：①盗血，脊髓动静脉畸形会形成动静脉间短路，使正常脊髓组织供血减少而致病；②动静脉间短路直接导致脊髓静脉压高，致使脊髓静脉回流减少、脊髓充血，血液淤滞；③较强的动脉血压作用于发育不全的畸形血管，导致其破裂出血，压迫或血管痉挛效应促使脊髓血供障碍；④畸形血管团或扩张的引流静脉形成占位效应，压迫脊髓；⑤少数脊髓动静脉畸形诱发血栓形成，致使周围脊髓组织供血障碍或静脉回流受阻。

1. 脊髓髓内动静脉畸形的病理生理

脊髓髓内动静脉畸形的特征是缺乏毛细血管床的动静脉直接连接，由于循环特征为低阻力循环，动脉端压力直接传导至静脉端，从而引起高流量的血管畸形，所以压力低于正常的供血动脉但高于正常的引流静脉。

根据畸形血管团的形态可分为髓内球形动静脉畸形和髓内幼稚型动静脉畸形。球形动静脉血管畸形由脊髓动脉供血，畸形血管团位于脊髓髓内或软膜内的，局限呈球形，多为脊髓前、后动脉分支供血，引流静脉为正常脊髓静脉。幼稚型动静脉血管畸形主要见于 15 岁以下儿童，又被称为青少年型动静脉血管畸形。该型病灶范围广，充满受累节段之椎管内，与正常脊髓组织混杂在一起，畸形血管团可有多个供血动脉和引流静脉，脊髓前后动脉均可参与畸形血管团和正常脊髓的双供血。

2. 硬脊膜下髓周动静脉瘘的病理生理

硬脊膜下髓周动静脉瘘可分为3个亚型：Ⅰ型（小型瘘）由单支细长的动脉供血，单支静脉引流，引流静脉轻度扩张，血流缓慢；Ⅱ型（中型瘘）由1~2支动脉供血，供血动脉明显扩张扭曲，引流静脉也明显扩张，血循环加速；Ⅲ型（巨型瘘）由多根粗大动脉供血，引流静脉明显扩张，血液循环更快。血液倒流造成的脊髓血流动力学改变是本病的主要病理生理学特征。由于动静脉血的短路，脊髓节段内的血液向压力较低的瘘口处分流，造成脊髓缺血，髓内血流速度减缓，引流静脉的扩张可造成对脊髓的压迫症状，本病造成的髓内出血较为少见。

（三）临床表现

脊髓动静脉畸形的症状可以是急性的，也可以是进展性的，大多数的症状进展相对急性，其中出血是最常见的症状。儿童较成年患者更容易以出血为就诊症状，与脑动静脉血管畸形相比，脊髓动静脉血管畸形的再出血率高于前者。在初次的出血后，第1月内的再出血率较低，第1年内的再出血率较高。若没有出血症状，静脉淤血也可导致其他症状。脊髓动静脉畸形的其他常见症状有：截瘫、感觉障碍及膀胱、直肠括约肌功能障碍；其他少见症状有：小儿高流量脊髓动静脉畸形可出现心衰；反复出血者可表现为脑膜刺激征、脑积水及高颅压等。少数硬脊膜内血管畸形可伴其他部位血管畸形，如脑血管畸形、胸腔血管畸形、皮肤血管瘤、椎体血管瘤等。圆锥动静脉血管畸形可表现为脊髓病或神经根病等。硬膜内髓周动静脉瘘大多表现为缓慢进行性加重的圆锥及马尾的脊髓神经根症状，也有部分以自发性蛛网膜下腔出血起病。

（四）辅助检查

1. 髓内动静脉畸形

MRI检查：MRI检查可以无创、直观、全面地了解病灶及脊髓受损情况，其高度敏感，能够发现几乎所有的脊髓动静脉血管畸形，并能发现血管造影不能显影的隐匿性髓内动静脉畸形。典型脊髓动静脉血管畸形MRI表现为点、团、索状混杂的无信号区（流空），T_2加权像上有高信号的脑脊液影对比，流空征象更为明显。较小的脊髓动静脉畸形，T_1加权像为混杂信号，T_2加权像为高低信号不等的改变（慢性血肿与水肿相间）。亚急性出血在T_1加权像上呈高信号，病变附近脊髓增粗，T_2信号变化可表示因静脉淤血导致的脊髓水肿。T_1和T_2加权像可见血管巢周围的低信号区（对应血色素沉积），以及多发的血管流空（轴位）和迂曲扩张的血管结构（矢状位和冠状位），对应供血动脉和引流静脉。极少数患者，因其既无特异的临床表现，又无临床医生较为熟悉的典型MRI征象，故常使诊断延误。因此对于临床上表现为慢性进行性脊髓功能障碍，MRI T_2加权像上显示高信号，而无低信号，并有血管流空影的患者，也应行脊髓血管数字减影全脑血管造影，以免将脊髓动静脉性血管病变引起的静脉充血性脊髓病误诊为脊髓炎或脊髓髓内肿瘤。

MRA 检查：采用不同时相成像和三维重建成像的 MRA 检查，可以较好地显示供血动脉、引流静脉、畸形血管或瘘口。用 MRA 作为本病的筛选检查，可增强检测的敏感性。另外，用 MRA 进行术后随访，评估治疗效果，具有简易、无创等优点。

脊髓血管造影检查：脊髓血管造影是诊断脊髓动静脉血管畸形的金标准，可以准确观察病变的供血动脉、引流静脉有无动脉瘤及有无并发其他血管病变的情况，是制订治疗方案的基础。对疑诊病例，应作选择性全脊髓血管造影，以免因漏插脊髓血管（因病灶有时会有远距离供血）或因显影效果差影响判断而造成漏诊。其不足是：有创，不宜反复随访，不能显示脊髓受累情况，部分髓内动静脉血管畸形不能显影而成为隐匿型。

脊髓碘油（水）造影及造影后脊髓 CT 检查：通过显示蚯蚓状充盈缺损，对脊髓动静脉血管畸形有初步了解，但阳性率不高。现已很少应用。

2. 硬脑膜下髓周动静脉瘘

硬脑膜下髓周动静脉瘘辅助检查：①腰穿脑脊液检查正常；② X 线片见椎管扩大；③脊髓造影可见异常血管影，可出现梗阻或充盈缺损，但脊髓直径正常；④ MRI 图像上病变可见大的流空影；⑤脊髓血管造影是诊断髓周动静脉瘘的金标准，对制订治疗方案有重要意义。脊髓血管造影可显示瘘口部位、大小、供血动脉、引流静脉及循环时间等。

（五）诊断及鉴别诊断

1. 脊髓动静脉血管畸形的诊断及鉴别诊断

诊断：脊髓动静脉血管畸形的临床表现多样，其高流量病变表现为蛛网膜下腔出血和急性脊髓综合征，其低流量病变表现为因静脉高压引起的脊髓病变综合征。过去的辅助检查为椎管造影，典型表现为“虫袋征”和脊髓增粗。还可进行 CT 椎管造影检查，可判断动静脉血管畸形位于髓内或髓外，可发现病变引起的骨质改变。

目前，脊髓 MRI 可以准确地显示病变，但其诊断的金标准仍然是全脊髓血管造影，该检查可以为治疗提供血管构筑学等关键性依据。

鉴别诊断：脊髓动静脉血管畸形可与脊髓髓内海绵状血管瘤、脊髓感染等进行鉴别诊断。①脊髓髓内海绵状血管瘤。当隐匿性脊髓动静脉血管畸形在 MRI 出现环状低信号而无血管流空影时，易被误诊为脊髓髓内海绵状血管瘤。可以根据脊髓 MRI 进行鉴别。如 T_1 加权像、T_2 加权像有小的不规则高信号者，应首先考虑隐匿性血管畸形。若病变环状低信号影或车轮状异常信号影很明显，可考虑脊髓髓内海绵状血管瘤的诊断。②急性脊髓炎。当脊髓动静脉血管畸形患者突然出现出血等急性脊髓功能障碍时，可被误诊为急性脊髓炎。如行 MRI 检查未出现明显的血管影，仅表现为轻度脊髓肿胀，则会更加倾向于急性脊髓炎的诊断。这些病例如果经过标准的内科治疗后复查，症状会有所改善，如行 MRI 显示脊髓肿胀减轻，脊髓变细，则考虑急性脊髓炎。如脊髓肿胀无改善，或复查 MRI 发现椎管内异常血管影者，考虑脊髓动静脉血管畸形等血管性病变，可行脊髓血管造影，明确诊断。

2. 髓周动静脉瘘的诊断及鉴别诊断

诊断：根据患者缓慢进行性加重的圆锥及马尾的脊髓神经根症状及体征，辅以脊柱平片骨质破坏及 MRI 脊髓表面的血管扩张影像，可考虑本病，但最终确诊有赖于脊髓血管造影。

鉴别诊断：髓周动静脉瘘一般要与脊髓髓内肿瘤、脊髓动静脉血管畸形鉴别。①脊髓髓内肿瘤。当局限性或弥漫性髓周动静脉瘘患者出现进行性脊髓功能障碍，MRI 示局限性脊髓增粗，伴髓内出血、水肿时，若血管流空影不明显，往往误诊为脊髓髓内胶质瘤。另一种情况，当病变存在动脉瘤样或静脉瘤样扩张且存在血栓形成，导致脊髓受压时，也可误诊为脊髓髓内肿瘤。其鉴别要点主要是分析脊髓 MRI，当脊髓肿胀区域内可疑存在血栓形成的血管影，或在 T_1 加权像上发现低信号血管流空影，在 T_1 加权像增强图像上发现细点状强化血管影时，应行全脊髓血管造影，明确诊断。②脊髓动静脉血管畸形。髓周动静脉瘘与脊髓动静脉血管畸形的 MRI 影像均显示脊髓增粗和脊髓内外的血管流空影，数字减影全脑血管造影亦可见多支供血动脉、多瘘口、多支引流静脉，其根本区别为脊髓动静脉血管畸形的供血动脉和引流静脉之间存在畸形血管团，而髓周动静脉瘘的供血动脉和引流静脉之间是相互交通。

（六）治疗

1. 髓内动静脉畸形的治疗

（1）手术治疗

一般采用标准的椎板切除术，至少暴露病变上下各一个节段椎体，从脊髓后正中沟进入。进行脊髓动静脉畸形手术时，首先切开蛛网膜，确定畸形灶的确切部位，并根据血管的部位、色泽、粗细、形态、管壁厚薄与张力情况等，判断畸形灶周围血管是供应动脉还是引流静脉。通常色泽偏红、管径较细、走行较直、管壁较厚和张力较大且有搏动的是供血动脉，而颜色暗红、走行迂曲、管壁较薄的为引流静脉。继而根据数字减影全脑血管造影提供的信息，探寻各主要供血动脉，分别在其接近畸形灶处离断之。在降低畸形血管张力后，用低功率双极电凝，边皱缩边分离畸形血管，最后离断引流静脉，切除畸形灶。切除隐匿性脊髓动静脉畸形时，宜在病灶最表浅处切开脊髓，进入血肿腔，沿畸形血管周围分离切除之，或如切除脊髓髓内肿瘤那样，沿血肿包膜分离，将畸形灶和继发的小血肿一并切除。由于这类脊髓动静脉畸形无明显供血动脉，分离切除时通常不会引起麻烦的出血。

（2）介入治疗

血管内栓塞治疗始于 1972 年。随着导管逐渐变细变软，栓塞材料改进，目前已广泛应用，其优点是创伤小，恢复快，供血动脉易于寻找，可及时了解治疗后病灶的改变。缺点有：①脊髓动静脉畸形供血动脉较细长，弯曲时导管难以达到病灶，使栓塞困难；②栓子随血液流动有异位栓塞危险；③介入栓塞病变血管，即使部分栓塞，均可有效减轻症状，但是因复发较频繁，需定期复查脊髓血管造影。

早期的栓塞材料多见于使用固体栓子，如干燥硬脊膜线段、微球等，目前应用液体栓塞剂直接注入病灶，疗效可靠。栓塞时微导管尽可能靠近病变血管巢进行栓塞。介入栓塞还可用于辅助手术，术前栓塞主要的供血动脉有利于手术治疗，尤其是对于有多支供血动脉的病变，如圆锥动静脉血管畸形等。

介入栓塞治疗适应证为：脊髓动静脉畸形供血动脉粗，微导管能达到病灶或瘘的前端者。反之，微导管不能插至病灶或瘘口，则不宜选用栓塞治疗。为预防异位栓塞的发生，已有学者提出栓塞治疗应注意如下几点：①选用安全的栓塞途径，如同时有脊髓前、后动脉供血，则首选经脊髓后动脉；②若使用固体栓子，栓子直径不能小于 100 μm，因脊髓动脉常发出直径小于 100 μm 的沟联合动脉，这些动脉在造影时不能显影，使用小于 100 μm 栓了有时可能致使这些动脉栓塞；③栓塞应分次进行，不能企图一次将所有畸形血管闭塞，因栓塞后常伴有继发性血栓形成，要留有余地；④栓塞过程中进行脊髓功能监测，如脊髓感觉，运动诱发电位等，对防止并发症的发生有重要意义。目前通过合理选择介入栓塞治疗可以使大部分的脊髓动静脉畸形患者得到好转或治愈。

2. 髓周动静脉瘘的治疗

（1）手术治疗

Ⅰ型髓周动静脉瘘供血动脉细长，宜手术治疗，禁忌栓塞治疗。对于由脊髓前动脉供血的较小的瘘一般考虑手术切除，因为脊髓前动脉微导管到位难度大，可以使用电凝闭塞瘘口。术中确定髓周动静脉瘘瘘口困难时，可用超声多普勒探寻瘘口和术中评估瘘口闭塞是否满意。Ⅱ型瘘有 1 ~ 2 支供血动脉，手术夹闭瘘口较安全，若选用栓塞治疗，有时易引起脊髓前后动脉的栓塞，须慎用；对于供应动脉迂曲、导管不能到达瘘口，特别是瘘口位于脊髓背侧与两侧，手术易于显露者，可采取手术治疗。

（2）介入治疗

介入治疗是Ⅱ型髓周动静脉瘘的首选治疗方法。对于供血动脉较短，走行较直，管径较大，导管能顺利到达瘘口，特别是瘘口位于脊髓腹侧者，由脊髓前后动脉供血的病变，适宜栓塞治疗。对于大的瘘口，多根粗大供血动脉，高流量，手术暴露困难，易出血，首选栓塞治疗。栓子可用球囊、弹簧圈或液体栓塞剂，弹簧圈和液体栓塞剂效果较好且安全可靠。必要时可联合手术治疗。

二、硬脊膜动静脉瘘

（一）概述

硬脊膜动静脉瘘是一种能治愈的脊髓血管畸形，指供应硬脊膜或神经根的一条或多条动脉在椎间孔处穿过硬脊膜时，与脊髓引流静脉（根静脉）的相互交通通道，导致了静脉高压，是一种常见的脊髓血管畸形，约占所有脊髓动静脉畸形的 70%。它是指硬脊膜在椎间孔平面出现动静脉间的微小瘘口所致的一系列异常改变，其临床表现没有特异性，常呈隐匿性发病。患者从发病到被明确诊断的时间平均为 15 个月。往往患者就诊时已有不同程度的功能障碍，延误了最佳的治疗时间，因此，早诊断、早治疗显得非常重要。

（二）流行病学

硬脊膜动静脉瘘是最常见的脊髓血管病，多见于男性，病变多见位于脊髓胸腰段，以第 7 ~ 9 胸推最常见。硬脊膜动静脉瘘占脊髓动静脉血管畸形的 55% ~ 80%，好发于男性，男女发病率之比为 7∶1，多于 40 岁后发病，出现症状的时间平均为 60 岁，范围为 28 ~ 83 岁，以中老年男性多见。该病目前被认为是一种后天获得性疾病，多发生在下胸段和腰段，其中第 7 ~ 9 胸推，是最常见的病变节段。大部分的病变在第 6 胸推以下。

（三）病理与病理生理

多数动静脉血管畸形可通过血管造影明确其供血动脉、血管团或瘘口及引流静脉的形态，但硬脊膜动静脉瘘有时因病灶太小，血管造影难以清楚显示其血管行程，研究结果从显微解剖上证明，硬脊膜血管畸形实际为动静脉瘘，由多根动脉供血，一根静脉引流，也可解释硬脊膜动静脉瘘经栓塞后为何会有再通可能。简单来说，就是病灶（瘘口）主要位于神经根附近的硬脊膜上，由肋间动脉或腰动脉的硬脊膜支供血，引流静脉为脊髓表面静脉。

硬脊膜动静脉瘘的病因尚未明确，现认为是多因素造成的。国外有文献认为是脊髓空洞、外伤和手术造成的。现已证实，在腰骶部的动脉和静脉之间存在着流速缓慢、低流量、高压力的瘘口，引流到髓周蛛网膜下腔的静脉系统。由于引流静脉与脊髓冠状静脉丛交通，压力可传递到冠状静脉丛，使动静脉压力梯度下降，导致髓内血管扩张和组织压升高。这种血管内压力的变化。向邻近的脊髓实质传递，使脊髓水肿逐渐加重，甚至造成脊髓脱髓鞘或坏死。大部分患者脊髓水肿是慢性起病，严重的坏死或急性起病很少见。

约有 1% 的硬脊膜动静脉瘘患者临床表现为蛛网膜下腔出血，其确诊时间相对较短。高位脊髓节段硬脊膜动静脉分流，特别是在颅颈交界区，有可能引起蛛网膜下腔出血。因此，对有蛛网膜下腔出血而脑血管造影阴性者，需要考虑是否有延—颈髓交界区硬脊膜动静脉瘘。目前，多数学者认为，脊髓静脉高压是硬脊膜动静脉瘘的主要病理生理学机制。

（四）临床表现

硬脊膜动静脉瘘多见于中老年男性，表现为自下向上缓慢进展的脊髓感觉、运动和括约肌功能障碍。一般症状呈进行性加重，常继发出现步态、运动系统及感觉症状异常，如脊髓运动神经元受累，可出现肢体软瘫或痉挛性瘫痪。患者可出现用力后症状加重（神经源性跛行）或当体位改变时症状加重。如不经治疗，可在 1 ~ 4 年完全截瘫。早期常被认为是多发的神经根病或前角运动神经元病，到确诊时，患者往往已完全丧失了自主活动的能力。

（五）辅助检查

确诊本病的最好方法是选择性脊髓血管造影。因它能清晰地显示病变处的异常血管和在蛛网膜下腔内扩张迂曲的血管。脊髓血管造影是诊断瘘口位置，辨别供血动脉和评价静脉引流的金标准。因临床体征的平面是脊髓水肿的反应，与瘘口的位置可完全不一致。为了确定瘘口位置，所有供应硬膜的供血动脉都必须造影。80% ~ 90% 的硬脊膜动静脉瘘分布在胸髓的下部和腰髓的上部，在肋间动脉和腰动脉注射对比剂，大部分情况下能找到瘘口。如果水肿位于颈髓，应该通过在主动脉弓上（锁骨下、椎动脉、肋颈干、甲状颈干和颈外动脉）置管寻找颈部瘘的来源。

同时，MRI 检查也可以作为筛选的手段，它可以提供很多有诊断意义的信息，如有无髓周扩张血管、脊髓充血水肿及脑脊液循环障碍。现代高场强 MRI 的发展，使充血扩张的冠状静脉和正常增宽的蛛网膜下腔冠状静脉丛更易区分。正常的静脉表面光滑，很少有扭曲，而充血的冠状静脉丛表面粗糙有结节，血管多扭曲。大量的 MRI T_2 加权像中蛛网膜下腔出现血管流空影，强化后期方出现扩张迂曲的静脉。

（六）诊断及鉴别诊断

1. 诊断

根据患者进行性加重的脊髓功能障碍的病史和体征，结合脊髓 MRI 和脊髓血管造影可确诊本病。尤其对于中年以上男性出现进行性的双下肢感觉运动障碍，更应进行脊髓 MRI 和脊髓血管造影检查。

2. 鉴别诊断

诊断脊髓硬脊膜动静脉瘘一般要与脊髓动静脉血管畸形、脊髓髓周动静脉瘘、脊髓积水症、椎间盘突出鉴别。

脊髓动静脉血管畸形和脊髓髓周动静脉瘘：因脊髓硬脊膜动静脉瘘与脊髓动静脉血管畸形临床上的表现相似，MRI 表现都是血管流空影像，故可能出现误诊。脊髓硬脊膜动静脉瘘因脊髓水肿，其 MRI 影像可不增粗或轻微增粗，血管流空影在脊髓周围，数字减影全脑血管造影显示根髓动脉的硬脊膜支与根髓静脉间相互交通，通常仅一个瘘口，很少出现动脉瘤样和静脉瘤样扩张，故有别于脊髓动静脉血管畸形和脊髓髓周动静脉瘘。

脊髓积水症：脊髓硬脊膜动静脉瘘患者表现为慢性进行性脊髓功能障碍，在 MRI 上出现脊髓中央腔化且无明显血管流空影时，可被误诊为脊髓积水症。两者的鉴别点为：患脊髓积水症患者往往存在 Amold–Chiari 畸形（小脑扁桃体下疝畸形），脊髓中央的空腔大而明显。脊髓硬脊膜动静脉瘘患者多无 Amold–Chiari 畸形，脊髓中央的空腔呈细管状，椎管内往往可见细点状血管影，以此可以鉴别。

椎间盘突出：脊髓硬脊膜动静脉瘘患者表现为上下肢的麻木、疼痛、乏力，X 线检查有椎间隙狭窄等退行性变时，如患者脊髓的血管流空影不明显，往往被误诊为椎间盘突出。脊髓硬脊膜动静脉瘘多为渐进性发病，无明显诱因，脊髓功能障碍进行性加重，MRI 示脊髓水肿，有时可见血管流空影，此时可进一步行脊髓血管造影，明确诊断。椎间盘突出患者多呈间歇性发作，外伤诱因明显，疼痛剧烈，呈放射性，定位准确，但运动障碍轻微。

（七）治疗

手术及介入治疗都能有效治疗此病。手术治疗效果较为确切，但损伤较大，介入治疗创伤较小，两者各有利弊。

1. 手术治疗

硬脊膜动静脉瘘应首选手术治疗。手术的目的与成功的关键是准确定位和闭塞瘘口，以及切断或闭塞瘘口处的引流静脉近端，但不能广泛切除引流静脉，否则会加重脊髓功能障碍，因为引流静脉也参与脊髓血液的回收。绝大多数瘘口位于脊神经后根硬脊膜袖口的上下或背侧附近，故手术闭塞瘘口操作简单，疗效可靠。但有时瘘口位于神经根的腹侧，需切开蛛网膜、分离神经根，仔细探查方能发现。当供血动脉起始部与瘘口部位远离充血性脊髓病变区域时，应根据数字减影全脑血管造影提供的信息，即在显示瘘口的部位，施行瘘口闭塞术。具体操作为：术中暴露两个节段的椎板，充分暴露病变处神经根，至中线处打开硬脊膜并向两侧牵开。充分暴露硬脊膜处的根引流静脉，予以电凝阻断。术中判断手术成功的标志是：怒张的引流静脉塌陷、颜色变暗红、超声多普勒检测病变区血管杂音消失。对于病情急剧恶化甚至完全性软瘫的患者，也应积极准备，施行急诊手术往往能收到意想不到的效果。手术后病情没有改善的病例多是那些术前呈慢性进行性神经功能障碍较为严重的病例，可能与较长时期充血性脊髓病变导致脊髓不可逆性变性有关。因此，对硬脊膜动静脉瘘早诊早治尤为重要。对有手术禁忌者，可试行介入治疗。

2. 介入治疗

硬脊膜动静脉瘘可选介入治疗，当栓塞物不能弥散至引流静脉近端时，应采取手术治疗。介入治疗时，需栓塞瘘口，并保留引流静脉的通畅，栓塞剂一般选择 Onyx 胶，在栓塞过程中，只有当栓塞物到达引流静脉的近段时，栓塞才能最有效，否则有复发的可能。本病栓塞的不利因素有：严重的粥样硬化性病变，病变供血动脉太细导管难以到位，供血动脉同时供应正常脊髓的血管等。介入治疗不仅适用于不适合手术治疗的患者，也可以作为临时措施有效减轻静脉的淤血症状，为下一步手术提供准备。

第四章　颅脑肿瘤临床诊疗

第一节　特殊类型的胶质瘤

一、毛细胞型星形细胞瘤

毛细胞型星形细胞瘤与浸润性原纤维型或弥漫性星形细胞瘤明显不同。其主要特征包括以下 4 点：①发病平均年龄小于典型星形细胞瘤，小脑毛细胞型星形细胞瘤好发年龄为 10 ~ 20 岁；②预后较浸润性原纤维型或弥漫型星形细胞瘤好，存活期更长；③影像学表现：病灶强化，常为囊性伴有瘤结节，发生于小脑时常为囊性，半数以上有瘤结节；④病理学：紧凑或疏松星形细胞伴有纤维和（或）嗜酸性颗粒小体。

（一）诊断标准

1. 发生部位

毛细胞型星形细胞瘤可发生于脑和脊髓的任何部位，儿童及青年多见。

（1）视神经、下丘脑、视交叉

发生于视神经的毛细胞型星形细胞瘤称为视神经胶质瘤。当它们发生于视交叉时，无论从临床还是影像学上，通常与下丘脑或第三脑室区的胶质瘤无法区分。

下丘脑及第三脑室区毛细胞型星形细胞瘤：影像学上可表现为脑室内肿瘤，多数可侵及视交叉，与视神经胶质瘤无法鉴别。可表现为“间脑综合征”，在儿童中这是一种少见的综合征，常由下丘脑前部的侵袭性胶质瘤引起，典型表现为皮下脂肪缺失伴多动，过度敏感和欣快感。也可表现为低血糖、发育障碍、头部增大。

（2）大脑半球

发病年龄大于视神经或下丘脑胶质瘤（如青年）。毛细胞型星形细胞瘤与纤维型细胞瘤（原纤维，恶性程度更高）容易混淆。毛细胞型星形细胞瘤通常由一囊腔和一瘤结节组成（纤维型星形细胞瘤通常无此改变），这一点可以与纤维型星形细胞瘤区别，并且一些毛细胞型星形细胞瘤有钙化团。

（3）脑干

通常为纤维浸润型，只有少部分是毛细胞型星形细胞瘤，是那些预后良好、向脑干“背侧外生型”肿瘤。

（4）小脑

曾被称为“囊性小脑星形细胞瘤”。

（5）脊髓

可发生于此，发病年龄较脊髓纤维型星形细胞瘤年轻。

2. 辅助检查

头部 CT 及 MRI 检查表现如下：①毛细胞型星形细胞瘤常表现为边界清楚，注药后增强（与低级别纤维型星形细胞瘤不同）；②多数情况下有一囊，囊内有一结节，周围无水肿或水肿轻微；③可发生于中枢神经系统的任何部位，但最常见于脑室周围。

3. 鉴别诊断

本病须与弥漫性或侵袭性纤维型星形细胞瘤相鉴别。病理学特征性的表现存在，但如以上特征性病理学表现不明显，或在标本组织较少如立体定向活检，则单靠病理学检查不足以鉴别。

提示该诊断的其他因素，包括患者的年龄、影像学资料等。

（二）治疗原则

这些肿瘤的自然生长缓慢，首选治疗是在不导致功能缺失的情况下最大限度地切除肿瘤。有些肿瘤侵及脑干、脑神经或血管，可使肿瘤切除受限。

由一个真性囊腔和瘤结节构成的肿瘤，切除瘤结节就足够了；非肿瘤性囊壁可以不切除。有些肿瘤具有一个“假囊”，囊壁厚且强化（在 CT 及 MRI 影像上），这种囊壁必须切除。

由于此类肿瘤术后 5 ~ 10 年生存率很高，且在此期间内放疗的并发症发生率高，同时没有完全切除的肿瘤复发生长缓慢，因此建议这类患者术后不行放疗。不过，应定期复查 CT 或 MRI 检查并进行随访，如果肿瘤复发，应再次手术。只有当复发肿瘤无法切除（只要有可能应选择再次手术）或病理学提示肿瘤恶性变时才考虑放疗。对于年幼患者化疗优于放疗。

预后：肿瘤复发较常见。需注意复查和随访。

二、少枝胶质细胞瘤

少枝胶质细胞瘤是脑胶质瘤常见的类型之一。由于以往经常被误诊为纤维型星形细胞瘤（尤其是这些肿瘤的侵袭性部分），所以其发病率统计相差较大。男女患病比例约为 3 : 2。成人多见，平均年龄约 40 岁。本病可发生脑脊液转移，但少见。

（一）诊断标准

1. 临床表现

癫痫：最为常见的临床表现，半数以上的患者曾有癫痫病史。

颅内压增高症状：头痛、呕吐和视盘水肿。

精神症状：淡漠。与肿瘤好发于脑叶，尤其是额、颞叶有关。

局部神经功能障碍；因肿瘤的压迫和肿瘤卒中可破坏脑组织而引起，表现为偏瘫、失语等。

其他：如眩晕等。

2. 辅助检查

头部X线检查：少枝胶质细胞瘤患者的X线片上可见肿瘤钙化。

头部CT和MRI检查：CT诊断少枝胶质细胞瘤有一定特异性。表现为幕上脑叶内略高密度的混杂肿块，边界清楚，周围水肿和占位效应均很轻微，这与其他胶质瘤的瘤周水肿明显的特点不同。非钙化性高密度多为肿瘤内出血，给予增强剂后瘤体可无强化反应或反应轻微，恶变后强化明显且不规则。MRI的定性诊断作用不如头部CT。

（二）治疗原则

1. 外科手术

治疗下列情况可考虑手术。

有明显占位效应的肿瘤：不论恶性程度高低，均建议手术治疗解除占位效应，减轻症状，延长患者的存活期。

无明显占位效应的肿瘤：①低级别。能切除的病变建议外科手术治疗。在保留神经功能的情况下尽量全切除肿瘤。②高级别。力争全切，还是部分切除或仅做活检，目前仍有争议。原因主要在于全切除对高级别肿瘤是否有益仍未明确。

2. 化疗

化疗对大多数少枝胶质细胞瘤有效，尤其在用药3个月之内，多数可出现肿瘤体积缩小。但疗效和持续时间不一。经验最多的为PCV（息肉状脉络膜血管病变）：每日盐酸丙卡巴肼60 mg/m^2 静脉注射、洛莫司汀110 mg/m^2 口服、长春新碱1.4 mg/m^2 静脉注射，均为29日1个周期，6周重复1次。

3. 放射治疗

放射治疗对于少枝胶质细胞瘤的疗效仍不明确。有关术后放射治疗的效果存在争议。记忆丧失、精神异常、性格改变等放射治疗的不良反应在长期存活的患者中较为常见。

三、颅脑室管膜瘤

颅脑室管膜瘤是常见的神经上皮性肿瘤之一，通常为边界清楚的良性肿瘤（尽管确有恶性室管膜瘤发生），但可沿脑脊髓种植。儿童颅后窝室管膜瘤常为间变性肿瘤，发病年龄越小，预后越差。尽管病理学上不如髓母细胞瘤恶性程度高，但因为预后差，故往往无法全切除。

（一）诊断标准

1. 临床表现

根据肿瘤发生的部位不同而有较大差异：①颅内压增高，多源于肿瘤继发的梗阻性脑积水，表现为头痛、恶心、呕吐、视盘水肿等；②强迫头位；③脑干功能障碍，多因肿瘤侵犯第四脑室底部，造成桥脑和延髓神经核和传导束功能障碍，如复视、面瘫、共济障碍等；④小脑功能障碍，走路不稳、眼震、共济失调和肌张力下降等；⑤癫痫，多见于大脑半球靠近运动区的脑内室管膜瘤（来源于胚胎异位的室管膜细胞），脑室内室管膜瘤少见；⑥发生于侧脑室的室管膜瘤，可压迫和侵犯丘脑、内囊、基底核等，导致偏瘫、偏侧感觉障碍等，位于第三脑室后部者可造成双眼上视运动障碍等。

2. 辅助检查

头部 X 线检查：多数可表现为颅内压增高征象，如指压迹增多等；另外，还可显示肿瘤钙化，室管膜瘤是儿童颅后窝肿瘤中最常伴有钙化改变的肿瘤。

头部 CT 和 MRI 检查：通常表现为第四脑室或侧脑室肿瘤，密度不均，常伴梗阻性脑积水。肿瘤可有囊变和钙化，使肿瘤表现为混杂信号，注射增强剂后显示不均一强化。

影像学上与髓母细胞瘤难以鉴别，以下情况有助于鉴别：①室管膜瘤中钙化常见，髓母细胞瘤少见；②髓母细胞瘤常起源于第四脑室顶，后者将肿瘤包裹（“香蕉征”），而室管膜瘤常起源于第四脑室底；③室管膜瘤在 T_1 加权像表现为混杂信号（与髓母细胞瘤不同）；④室管膜瘤外生部分 MRI 检查 T_2 加权像为明显高信号（髓母细胞瘤为轻度高信号）。

脊髓血管造影检查：水溶性造影剂脊髓血管造影检测“水滴状转移”与 MRI 强化一样敏感，可取脑脊液用于细胞学检查。

（二）治疗原则

1. 手术治疗

手术目的：在避免严重神经功能障碍的同时，最大程度地切除肿瘤。当肿瘤广泛侵犯第四脑室底时，肿瘤不可能全切除。

手术入路：根据肿瘤发生的部位不同而选择不同的手术入路。

第四脑室室管膜瘤：常用枕下正中入路。

侧脑室室管膜瘤：皮层经脑沟侧脑室入路或经胼胝体侧脑室入路。

第三脑室室管膜瘤：经胼胝体穹隆间入路或枕下经小脑幕入路（适用于第三脑室后部肿瘤）。

大脑内室管膜瘤：根据肿瘤发生的具体部位，选择距离肿瘤最短且避开重要功能区的部位开颅。

2. 放射治疗

室管膜瘤的放射敏感性仅次于髓母细胞瘤，列第二位。手术切除后常规采用外放射治疗。

瘤床放射剂量为 45 ~ 48 Gy，复发者另加 15 ~ 20 Gy。

脊髓外放射。

3. 化疗

化疗一般作为术后的辅助治疗，可短时间抑制复发肿瘤的生长。

第二节 垂体腺瘤

垂体腺瘤是属于内分泌系统肿瘤的一种，其发病率仅次于胶质瘤和脑膜瘤，位列颅内肿瘤的第 3 位。绝大多数的肿瘤发生在腺垂体，呈灰白色，多数肿瘤质地较软，与周围的正常组织分界明显。垂体大腺瘤常将正常垂体组织挤向一旁，使之萎缩。

一、诊断标准

（一）临床表现

1. 病史

症状与肿瘤类型及生长方向有关。无分泌功能的腺瘤，多向鞍上及鞍外发展，患者多有神经损伤症状；分泌性腺瘤早期可以出现相关内分泌症状。

2. 头痛

多数无分泌功能的腺瘤可有头痛的主诉，早期系肿瘤向上发展牵拉鞍隔所致，当肿瘤穿破鞍膈后症状减轻或消失。而生长激素型腺瘤则头痛症状明显而持久，部位不固定。

3. 视神经受压

肿瘤将鞍膈顶起或穿破鞍膈向鞍上生长可压迫视交叉，产生视力及视野改变，如视力减退及双颞侧偏盲。

4. 内分泌功能紊乱

多数功能性垂体腺瘤分泌下列激素：①催乳素。最常见的内分泌腺瘤，可导致女性患者停经泌乳综合征，男性患者无生育功能，以及骨质疏松。②促肾上腺皮质激素又被称为促皮质激素，促肾上腺皮质激素升高可导致库欣综合征和纳尔逊综合征。③生长激素。分泌异常可导致成人肢端肥大，表现为手、足增大，脚后跟增厚，前额隆起，巨舌，高血压，软组织肿胀，周围神经卡压综合征，使人衰弱的头痛，出汗过多（尤其是手掌）及关节痛。④极少垂体腺瘤可分泌促甲状腺激素，导致甲状腺功能亢进。

（二）实验室检查

血生化检查：注意是否伴发糖尿病等内分泌疾病。

内分泌学检查：通常采用放射免疫法测定激素水平，包括催乳素、生长激素、促肾上腺皮质激素、促甲状腺激素、促卵泡素、黄体生成素、促黑激素、三碘甲腺原氨酸、甲状腺素。垂体激素的分泌呈脉冲性释放，有昼夜节律的改变，因此单项基础值不可靠，应多次、多时间点抽血检查。对疑为促肾上腺皮质激素腺瘤患者，常需检测血浆皮质醇、24h 尿游离皮质醇，以及行地塞米松抑制试验及促肾上腺皮质激素刺激试验。

（三）辅助检查

视力及视野的检查。

影像学检查：①头部 X 线片或蝶鞍断层检查。要求有正侧位片，了解蝶鞍大小以及鞍背、鞍底等骨质破坏的情况；②头部 CT 检查。应行轴位及冠状位检查，薄层扫描更有意义。以了解额窦及蝶窦发育状态、蝶窦纵隔的位置及蝶鞍区骨质破坏的情况、肿瘤与蝶窦的关系、有无钙化等；③头部 MRI 检查。了解肿瘤与脑池、海绵窦、颈内动脉、第三脑室的关系，对微腺瘤的诊断更有意义。动态强化扫描对寻找微腺瘤更有意义；④脑血管造影检查。主要用于除外鞍旁动脉瘤；⑤视觉诱发电位（VEP）检查。协助判断视路的损害情况。

（四）鉴别诊断

颅咽管瘤：小儿多见，首发症状常为发育矮小、多饮多尿等内分泌异常表现，CT 检查肿瘤多呈囊性，伴周边钙化，或较大的钙化斑为其特征。头部 MRI 检查可见垂体信号，蝶鞍扩大不明显，通常向鞍上生长。

脑膜瘤：成年人多见，内分泌学检查正常，CT 及 MRI 检查为均匀信号强度的病变，明显强化，可见脑膜尾征，囊性变少见，可见垂体信号。

床突旁动脉瘤：无明显内分泌障碍。CT 及 MRI 检查可见正常垂体信号，鞍旁可有或无钙化，混杂信号强度。明确诊断需数字减影全脑血管造影检查。

视神经胶质瘤：少儿多见，主要表现为明显视力下降，无内分泌异常表现，可合并神经纤维病变的表现。

脊索瘤：好发于颅底中线部位的肿瘤，常有脑神经损害的表现，CT 及 MRI 检查示肿瘤位于斜坡，可侵及蝶窦，但较少向鞍上生长，可见骨质破坏及垂体信号。

表皮样囊肿：易于鉴别，通常在 CT 及 MRI 检查分别表现为低密度及低信号强度病变，边界锐利，沿脑沟及脑池生长。

异位生殖细胞瘤：少儿多见，首发症状为多饮多尿，垂体激素水平正常或低下。

空泡蝶鞍综合征：有时在临床表现上与垂体腺瘤无法鉴别。但 CT 及 MRI 检查可见同脑脊液样信号强度相同病变限于鞍内，无鞍上发展。

拉克氏囊肿：系颅咽管的残留组织，多表现为囊性病变，内分泌异常表现少见。

垂体脓肿：甚为少见，其特征为头部 CT 或 MRI 检查可见明显的环状强化影像。可有或无手术史、全身感染史。

（五）临床分类

按有无内分泌功能分类：①功能性腺瘤。包括生长激素型垂体腺瘤，催乳素型垂体腺瘤、促肾上腺皮质激素型垂体腺瘤、促甲状腺激素型垂体腺瘤。②非功能性腺瘤。

按常规组织染色分类：①嗜酸细胞腺瘤；②嗜碱细胞腺瘤；③嫌色细胞腺瘤；④混合性细胞腺瘤。

按照肿瘤大小分类：①垂体微腺瘤，指肿瘤直径＜ 1 cm 的垂体腺瘤；②垂体大腺瘤，肿瘤直径 1 ~ 4 cm 的垂体腺瘤；③垂体巨大腺瘤，肿瘤直径＞ 4 cm 的垂体腺瘤。

二、治疗原则

（一）手术治疗

1. 开颅手术入路及适应证

经额入路：适于肿瘤大部位于鞍上，未侵及第三脑室前部。

经纵裂入路：适于肿瘤大部位于第三脑室前部，充满鞍上池，未侵入第三脑室。

经胼胝体入路：适于肿瘤侵入第三脑室及（或）侧脑室，脑积水明显。

经侧脑室入路：适于肿瘤侵入侧脑室，室间孔明显梗阻。

经翼点入路：适于肿瘤向鞍旁、颅中窝底生长，并向鞍后发展者。

2. 经蝶窦入路手术

经口 – 鼻 – 蝶窦入路：适于肿瘤位于鞍内或虽向鞍上生长及向蝶鞍两侧发展者。

经鼻 – 蝶窦入路：适于肿瘤位于鞍内及鞍上生长者。

经筛 – 蝶窦入路：适于肿瘤位于鞍内，并向筛窦发展者。

3. 术后处理常规

经蝶窦入路术后，由于鼻咽部渗血渗液，为防止误吸，仍需保留气管内插管 2 ~ 3 h，待患者完全清醒后，方可拔除气管内插管。术后当日应严密观察尿量，控制尿量在 250 mL/h 以下。若尿量超过 8000 ~ 10 000 mL/24 h，尿比重低于 1. 005，应肌内注射垂体后叶素，抗利尿作用可达 4 ~ 6 h，也可口服醋酸去氨加压素片治疗。无论经额还是经蝶窦术后均应注意有无脑脊液鼻漏。出院前应复查内分泌激素水平，根据检查结果，继续激素的补充或替代治疗。出院时建议患者 3 ~ 6 个月，门诊复查 MRI 和内分泌激素水平，长期随访。

（二）非手术治疗

催乳素型垂体腺瘤：首选药物治疗，疗效不佳或不能耐受者可以手术治疗。

无功能垂体微腺瘤：可以门诊随访，如肿瘤增大再行手术治疗。

对于未婚未育者，应向家属及本人讲明，垂体腺瘤本身可影响生育功能。

（三）药物治疗原则

垂体腺瘤术后，垂体功能严重低下者，应口服激素。主要有泼尼松、甲状腺素片等以替代垂体功能的不足。服药时间的长短视垂体功能恢复情况而定。

病史中或手术后有癫痫发作者，应口服抗癫痫药。如苯妥英钠、卡马西平、丙戊酸钠等，至少服药 3 个月。如无发作方可考虑药物减量，并于 1 ~ 2 年完全停药。

血内分泌检查高泌乳素者，可口服甲磺酸溴隐亭片。催乳素型垂体腺瘤建议采用药物治疗，常用药物为甲磺酸溴隐亭片。关于此药应注意以下几点：①它是一种半合成麦角生物碱，与正常或肿瘤催乳激素受体结合，抑制催乳素的合成和释放及其他过程，调节细胞生长。不论催乳素是来源于腺瘤还是正常垂体（如因垂体柄作用），甲磺酸溴隐亭片均能降低其水平。②大部分大型腺瘤患者在服药 6 ~ 8 周可使肿瘤缩小，但是只有在坚持服药的情况下对分泌催乳素的肿瘤才起作用；③甲磺酸溴隐亭片可使生育能力恢复，怀孕期间坚持服药有较小的概率产生胎儿畸形，与正常情况下一致，停药可使催乳素型垂体腺瘤迅速长大，怀孕也可使肿瘤长大；④不良反应有恶心、头痛、疲乏、体位性低血压伴头晕、寒冷导致的血管扩张、精神萎靡、梦魇、鼻腔阻塞、肿瘤卒中等。在治疗的最初数周内不良反应最明显。生长激素水平增高者，可使用生长抑素类药物，如醋酸奥曲肽注射液。

第三节　听神经瘤

听神经瘤起源于听前庭神经的 Schwann 细胞，也称为前庭神经施万细胞瘤，为良性肿瘤，大多发生于一侧。少数为双侧者，多为神经纤维瘤病的一个局部表现。绝大多数听神经瘤发生于听神经的前庭支，起于耳蜗神经支者极少。该肿瘤多先在内听道区发生，然后向小脑脑桥角发展。肿瘤包膜完整，表面光滑，也可有结节状。肿瘤主体多在小脑脑桥角内，表面覆盖一层增厚的蛛网膜。随着肿瘤向小脑脑桥角方向生长及瘤体增大，与之邻近的脑神经、脑干和小脑等结构可相继受到不同程度的影响。往往向前上方挤压面神经和三叉神经，向下可达颈静脉孔而累及舌咽神经、迷走神经和副神经，向内后发展则推挤压迫脑干、桥臂和小脑半球。

一、诊断标准

（一）临床表现

1. 病史

听神经瘤的病程较长，自发病到住院治疗平均期限为数月至十余年不等。

2. 症状

首发症状几乎均为听神经本身的症状，包括同侧神经性听力下降、头晕、眩晕、单侧耳鸣和耳聋。耳鸣为高音调，似蝉鸣样，往往呈持续性，多同时伴发听力减退。

耳蜗及前庭神经症状：头晕、眩晕、耳鸣和耳聋。

头痛：枕部和额部疼痛。

邻近脑神经损伤症状：患侧面部疼痛、面肌抽搐、面部感觉减退、周围性面瘫。

颅内压增高：双侧视盘水肿、头痛加剧、呕吐和复视等。

后组脑神经和小脑损伤症状：吞咽困难、进食发呛、共济失调、眼震、小脑语言、小脑危象和呼吸困难。

（二）辅助检查

1. 听力试验

电测听检查：是比较准确的听力检查方法。蓝色为气导曲线，红色为骨导曲线。正常值为 20dB。听神经鞘瘤为高频听力丧失。

脑干听觉诱发电位检查：是目前最客观的检查方法。听神经鞘瘤通常为Ⅰ~Ⅲ和Ⅰ~Ⅴ波峰潜伏期延长，或除Ⅰ波外余波消失。

2. 神经影像学检查

头部 X 线检查：可拍摄侧位片、汤氏位片或司氏位片，以了解内听道口及岩骨破坏情况特别是内听道口扩大最具诊断意义。

头部 CT 检查：要求有 CT 增强像，以避免遗漏小的肿瘤，并有岩骨的骨窗像，从中可了解内听道口、岩骨的破坏情况、肿瘤性状。

头部 MRI 检查：可以清楚地显示肿瘤的性状（大小、边界、血运、侵及的范围、瘤周水肿），与周围组织的关系，特别是了解与脑干和血管的关系，有无继发幕上脑积水等。

（三）鉴别诊断

应与表皮样囊肿、脑膜瘤、三叉神经鞘瘤或其他脑神经鞘瘤，第四脑室肿瘤、小脑或脑干外侧肿瘤、转移瘤或其他恶性肿瘤，蛛网膜囊肿等相鉴别。

二、治疗原则与方法

（一）临床观察

密切观察症状、听力（听力测定），定期影像学检查以了解肿瘤生长情况（每6个月1次CT或MRI检查，持续2年，如果稳定改为每年1次）。如症状加重或肿瘤生长＞2 mm/年，在一般情况良好时建议采取手术治疗，如患者一般情况差可行立体定向放射治疗。

（二）选择治疗方法

应考虑以下因素选择不同的治疗方法：①患者的一般情况，如年龄、主要器官功能状态，以及是否合并其他系统疾病等；②肿瘤大小和部位；③肿瘤发展速度；④是否存在有用听力，是否能保留有用听力；⑤第Ⅶ、第Ⅴ脑神经功能的保留；⑥是否为神经纤维瘤病；⑦各种干预性治疗方法的效果（包括远期不良反应）；⑧患者的要求和意见。

一般选择原则：①随访观察仅限于无占位效应症状的老年患者；②小型肿瘤（直径≤ 3 cm）建议手术治疗。不能耐受手术者可观察或做γ刀治疗；③大型肿瘤（直径＞ 3 cm）建议手术治疗。如果患者不能耐受手术或术后复发建议放射治疗；④选择放射治疗方式时，如果肿瘤直径≤ 3 cm，适合立体定向放射治疗。

（三）手术入路及适应证

枕下乙状窦后入路，适于Ⅰ~Ⅳ型肿瘤切除。乳突后直切口适于Ⅱ型及部分Ⅲ型肿瘤的切除。

经岩骨入路是以岩骨为中心，颅中窝、颅后窝的联合入路，适于向斜坡发展的肿瘤切除。

经迷路入路适用于位于内听道的小肿瘤。

听神经瘤显微手术全切的标准应该是肿瘤的全切除＋面听神经的解剖保留，小肿瘤还应争取听神经功能的保留。

（四）术后处理

（1）给予脱水、激素治疗，注意有出现消化道出血的可能。

（2）患者术后神志未清醒，应行头部CT检查。

（3）术后面瘫、眼睑闭合不全者，应用眼罩将眼封闭，每日涂抗生素眼膏。如发现结膜炎，可缝合眼睑。

（4）术后3天内应严格禁食，3天后可试天进流食。患者术后的第一次进食，应该由医生实施，从健侧口角试喂水，严密观察有无后组脑神经损伤的表现。因吞咽呛咳不能进食，术后3天起给予鼻饲，加强营养。

（5）随诊与复查。听神经鞘瘤术后主要是观察面、听神经的功能，特别是对于术前有残存听力的患者，术后听力情况更为重要，了解有无纯音听力或语言听力。

（6）对未能全切除的肿瘤者，可行γ刀或χ刀治疗。

（7）面瘫严重者，可于术后1年内行面神经功能重建手术，如面—舌下神经吻合术。

第四节　颅咽管瘤

肿瘤来源于原始口腔外胚层形成的颅咽管残余上皮细胞，是常见的颅内先天肿瘤，各年龄均可发病，但以儿童多见。肿瘤多发于蝶鞍膈上，可向下丘脑、鞍旁、第三脑室、额底、脚间前池发展。压迫视交叉、垂体，影响脑脊液循环。肿瘤多数为囊性或部分囊性，完全实质性者较少见。肿瘤囊壁由肿瘤结缔组织基质衍化而来，表面光滑。囊壁内面可见小点状钙化灶。囊内含有黄褐色或暗褐色囊液，并含有大量胆固醇结晶。显微镜下可见典型的造釉器样结构。

一、诊断标准

（一）临床表现

发病年龄：5～10岁好发，是儿童最常见的鞍区肿瘤。

下丘脑及垂体损伤症状：小儿较成人多见。肥胖、尿崩症、毛发稀少、皮肤细腻、面色苍白等。儿童体格发育迟缓，器官发育不良。成人身体功能减弱，妇女停经、泌乳等。晚期可有嗜睡、乏力、体温调节障碍和精神症状。

视力视野障碍症状：肿瘤位于蝶鞍膈上，可压迫视神经、视交叉，甚至视束，早期即可有视力减退，多为缓慢加重，晚期可致失明。视野缺损差异较大，可有生理盲点扩大、象限性缺损、偏盲等。成人尚可见到双颞侧偏盲、原发性视神经萎缩；儿童常有视盘水肿，造成视力下降。

颅内压增高症状：造成颅内压增高的主要原因是肿瘤向上生长侵入第三脑室，梗阻室间孔。颅高压在儿童除表现为头痛、呕吐外，还可出现头围增大、颅缝分离等。

局灶症状：肿瘤向鞍旁发展可产生海绵窦综合征；向颅前窝发展，可有精神症状、记忆力减退、大小便不能自理、癫痫及失嗅等；向颅中窝发展，可产生颞叶损伤症状；少数病例，肿瘤向后发展，产生脑干及小脑症状。

（二）辅助检查

头部X线检查：鞍上有钙化斑。同时在儿童还可见颅缝分离，脑回压迹增多等。

头部CT检查：鞍上占位病变，可为囊性或实性。多有钙化灶且有特征性的环状钙化（蛋壳样）表现。

头部MRI检查：鞍上占位病变。肿瘤影像清晰，实体肿瘤表现为长T_1和长T_2。囊性表现取决于囊内成分，液化坏死和蛋白增高为稍长T_1和长T_2，液化胆固醇为短T_1和长T_2。

（三）实验室检查

血内分泌检查血生长激素、三碘甲腺原氨酸、甲状腺素、黄体生成素、卵泡刺激素、促肾上腺皮质激素、催乳素等数值常低下。

（四）鉴别诊断

第三脑室前部胶质瘤：高颅压表现较典型，但无内分泌症状，无钙化。头部MRI有助诊断。

生殖细胞瘤尿崩症：表现突出，但可伴有性早熟，肿瘤也无钙化。

垂体腺瘤：垂体腺瘤儿童少见，一般无高颅压，无生长发育迟缓等表现，鞍区无钙化。

该部位肿瘤还需与脑膜瘤、鞍旁动脉瘤等鉴别。

二、治疗原则

（一）手术治疗

全切除（根治性切除）。

选择性次全切除：限制性手术后行放射治疗。

囊肿穿刺（立体定向或内镜下）：以改善视力，解除肿瘤压迫为主，同时可注入囊液容积半量的同位素，行瘤内或间质照射。仅适合于囊性或以囊性成分为主的肿瘤。

分期手术：①全切手术前可先行瘤囊穿刺减压；②实性肿瘤可先切除下部肿瘤，上部肿瘤可能下移至手术易于达到的部位；③分期手术可为儿童患者赢得时间，后期行根治手术时下丘脑的耐受力增强。

（二）放射治疗

放射治疗包括外部分量放射治疗或立体定向放射治疗。外部分量放射治疗多作为手术的辅助治疗，如选择性次全切或囊肿穿刺。而立体定向放射治疗由于是单次治疗，对肿瘤附近的下丘脑和视路可施加较大的不能接受的放射剂量而产生较大的副损伤。

（三）选择治疗方法时可参考以下因素

（1）患者年龄，一般状况，肿瘤大小和范围，是否合并脑积水和下丘脑症状等。

（2）根治性手术可较好地控制肿瘤复发，但可能遗留较为严重的下丘脑功能障碍。限制性手术后肿瘤复发率较高，复发肿瘤行二次手术时，原有的神经功能障碍可能进一步加重，同时可给患者造成更多的心理和经济负担。

（3）成人下丘脑对损伤的耐受性较儿童强。

（4）放射治疗虽然也有助于控制肿瘤复发，但可影响大脑的发育，尤其是小儿。所以不主张对于年龄较小的患儿采用放射治疗，建议儿童颅咽管瘤尽可能根治性切除，放射治疗则越往后越好。

（5）患者和家属的意见。

（四）主要手术间隙（视交叉旁间隙）

第Ⅰ间隙：视交叉前间隙。

第Ⅱ间隙：视神经—颈内动脉间隙。

第Ⅲ间隙：颈内动脉—动眼神经间隙。

第Ⅳ间隙：终板。

第Ⅴ间隙：颈内动脉分叉后间隙。

（五）手术入路及适应证

经蝶窦入路：适用于鞍内颅咽管瘤。

经额底入路：适用于鞍上—视交叉前—脑室外生长的肿瘤。

翼点入路：最常用的手术入路，适用于主体位于鞍上的肿瘤。该入路要点是充分显露视交叉前间隙，视交叉—颈内动脉间隙和颈内动脉—动眼神经间隙，利用这3个间隙切除肿瘤。

终板入路：打开终板，可显露并切除突入第三脑室（前部）的肿瘤。

经胼胝体—穹隆间入路或侧脑室入路：适合于肿瘤主体位于第三脑室内的肿瘤，由胼胝体可进入一侧侧脑室，或分开两层透明隔进入第三脑室，可直接暴露肿瘤顶部。由于儿童对于切开胼胝体反应较小，所以此入路尤为适合。成人可因切开胼胝体而出现术后缄默状态。此入路对于视交叉下，视交叉旁和鞍内显露较差。

颅眶颧入路：适用范围与翼点入路基本相似，但该入路对于脑牵拉小；其显露范围与翼点入路相比较，可增加颈内动脉—动眼神经间隙和颈内动脉分叉后间隙的显露，对视交叉下方和漏斗部的观察角度增大，切除肿瘤时减小了对视神经和视束的牵拉。

（六）术后并发症及防治

下丘脑损伤：主要表现为尿崩症（和电解质紊乱），高热和意识障碍。如出现体温失调，特别是高热，应行物理降温或低温对症治疗。术后记录24h出入量，注意尿色和尿比重；术后当天及以后3～5天监测血电解质，出现异常时应每日至少复查2次，及时调整水盐摄入量。

脑积水：如术后出现继发脑积水，可行分流术。

化学性脑膜炎：术中避免囊液流入脑室和蛛网膜下腔，如发生脑膜炎，可给激素治疗，多次腰椎穿刺充分引流炎性脑脊液。

癫痫：手术当日不能口服时，应静脉或肌内注射抗癫痫药，手术后早期静脉持续泵入抗癫痫药，如丙戊酸钠缓释片 1 mg/（kg·h），能进食后替换为口服抗癫痫药，注意保持抗癫痫药的有效血药浓度，同时注意皮疹、血细胞下降和肝功能损害等药物不良反应。

其他局部神经功能障碍：如偏瘫、失语等。高压氧治疗具有一定疗效。偏瘫患者应注意患肢的被动活动和锻炼，防止关节僵硬和肌肉萎缩；短期内不能下地的患者应给予预防深静脉血栓和肺栓塞的治疗，如注射用低分子量肝素钙和弹力袜等。

内分泌功能障碍：术后应常规复查垂体和下丘脑激素水平，并与术前相比较。对于内分泌功能障碍的患者，应尽可能给予相应的内分泌药物替代治疗。

急性继发性肾上腺皮质功能减退治疗应注意：及时补充糖皮质激素，如氢化可的松；早期静脉滴注，并逐渐过渡到口服；达到生理剂量后改为每日 1 次口服，每周减 2.5 mg，2 ~ 4 周减至 10 mg/d ；然后每 2 ~ 4 周测晨 8 时血清皮质醇浓度水平；晨 8 时血清皮质醇浓度 > 10 μg/dL 时可停药，但同时需注意减药反应、应激状态、长期应用皮质醇 2 年内仍有出现肾上腺皮质功能不全的可能等。

残存肿瘤：手术未能全切肿瘤时术后可行放射治疗，对于控制肿瘤复发具有一定效果。但鉴于放射治疗的不良反应，尤其对大脑发育的影响，不主张对儿童患者行放射治疗，尤其是学龄前儿童。

第五节　颅底肿瘤

颅底肿瘤起源于颅底及其相邻结构，有些肿瘤由颅内向颅外或由颅外向颅内生长，或通过颅底裂孔或破坏颅底骨质后，在颅内生长。因此部分瘤体位于颅内，而部分瘤体位于颅外。颅底肿瘤种类较多，临床上以前、中、后 3 个颅窝底范围划分。

一、诊断标准

（一）临床表现

颅前窝底肿瘤：起源于额骨的骨软骨瘤和成骨肉瘤、颅前窝底脑膜瘤，以及起源于鼻腔内的恶性肿瘤较为常见。早期可有嗅觉减退或丧失、颅内压增高症状（头痛、呕吐）、精神症状、癫痫发作，颅眶沟中的肿瘤可有眼球突出，复视和视力减退或失明等。

颅中窝底及海绵窦区的肿瘤：颞下窝肿瘤多起源于颅中窝底脑膜瘤、三叉神经鞘瘤和血管纤维瘤，亦可有鼻咽癌侵入颅内等。常见症状是面部麻木或疼痛、咀嚼肌和颞肌萎缩，以及海绵窦闭塞的表现，如头晕头痛、复视眼球运动障碍，亦可有癫痫发作等。

颅后窝底及小脑脑桥角肿瘤：斜坡脑膜瘤和脊索瘤可出现一侧或双侧多发性第Ⅲ ~ Ⅷ对

脑神经麻痹，脊索瘤往往在鼻咽部有肿物突出。颈静脉孔区肿瘤可出现第Ⅸ、第Ⅹ、第Ⅺ对脑神经麻痹。舌下神经瘤表现为一侧舌肌麻痹或萎缩。瘤体大者可出现头晕、共济失调等脑干症状。

岩斜区肿瘤：主要以后组脑神经症状为主，常见为复视、面部麻木、眼球活动受限、饮食呛咳，其次是头痛、眩晕、半身无力或偏瘫、共济失调（醉汉步态）等。

（二）辅助检查

头部 CT 和 MRI 检查：明确肿瘤部位。

血管造影检查：颅底肿瘤血供丰富或与颈内动脉等大动脉关联密切者，应行数字减影全脑血管造影检查，亦可行心脏血管造影检查，了解肿瘤主要供血动脉和引流静脉，注意肿瘤是否包裹了较大的血管。

术前依据颅底肿瘤部位，行视力视野、电测听，以及脑干诱发电位检查。

二、治疗原则

（一）手术适应证

颅底肿瘤手术适应证：①颅底部位局限性生长的恶性肿瘤，患者状况允许手术者；②颅底肿瘤有神经功能障碍并且进行性加重者；③颅底肿瘤有颅内压增高者；④颅底肿瘤合并脑积水者；⑤无明显手术禁忌者。

（二）手术前准备

入院后及时向患者及家属讲清病情，使其对所患肿瘤有所认识，特别是对急诊患者和病情严重者更应仔细交代，对可能发生的病情突变充分理解。手术前应向患者及家属如实交代。目前该种疾病的治疗方法和适合该患者的治疗方法，应着重强调手术危险性，以及术后可能出现的并发症。

患者有并发症时应及时请有关科科室进行评估，使患者全身情况允许手术。

特殊处理：入院时合并脑积水、颅压室会诊高者应剃头，随时做脑室穿刺的准备；有吞咽进食困难者必要时置胃管鼻饲以改善营养；纠正电解质紊乱；呼吸困难者应准备好急救和气切设备；生活不能自理者应做好护理工作。

对血运丰富的肿瘤还可行术前血管栓塞，以减少出血。

（三）治疗方法

颅底肿瘤的手术方法因肿瘤的部位、大小、性质与周围结构的关系及患者的具体情况而各不相同，应遵循下列基本原则：①采用显微外科手术技术；②选择最佳手术入路，取得良好的显露；③充分保护脑组织、脑神经及颅底重要血管；④在保存重要神经功能的前提下力争全切肿瘤，同时必须恢复和重建颅底的正常生理密闭性。

（四）术后处理

（1）密切注意可能出现的并发症：颅前窝底肿瘤可能出现嗅觉丧失，脑脊液鼻漏；海绵窦肿瘤可能出现动眼神经、外展神经等麻痹；小脑脑桥角及颈静脉孔区肿瘤可能出现三叉神经、面神经、听神经损害与吞咽困难、呛咳等后组脑神经症状。特别是斜坡和枕大孔区肿瘤术后可能出现呼吸功能障碍。对已出现的并发症，可采取对症治疗，如加强护理，应用神经营养药物等。

（2）颅底肿瘤患者术毕，应等患者完全清醒后，有咳嗽反射时再拔除气管插管。若后组脑神经功能障碍明显，应积极行气管切开术。如果有呼吸不规律、潮气量不足时，应用呼吸机辅助呼吸。

（3）气管切开患者应在神志清醒、呼吸平稳、咳嗽反射明显、体温正常时方可试行堵管，试堵管 24 h 内无异常者方可拔管。无论是否气管切开，只要痰多较稠者应采取雾化吸入、翻身拍背 / 协助排痰等措施确保呼吸道通畅。

术后患者常规禁食水 3 天，第一次进食、水应由主管医生试喂。3 ~ 7 天吞咽功能仍无缓解者应置胃管给予鼻饲饮食。

（4）出院时向患者及家属交代出院注意事项，3 个月复查 MRI。

（5）对未能全切的肿瘤，术后应常规放射治疗或进行 γ 刀、χ 刀治疗。

第五章　颅脑损伤临床诊疗

第一节　头皮损伤

一、头皮血肿

（一）定义

头皮血肿多因钝器伤所致，按血肿出现于头皮内的具体层次可分为皮下血肿、帽状腱膜下血肿和骨膜下血肿 3 种。

（二）病因

直接暴力性损伤，多为钝器伤后，血管破裂所致。

（三）诊断

1. 病史

患者有头部外伤病史。

2. 临床表现

局部肿块：皮下血肿一般体积小，有时因血肿周围组织肿胀隆起，中央相对凹陷，易误认为凹陷性颅骨骨折，需用颅骨 X 线摄片作鉴别。帽状腱膜下血肿因该层组织疏松可蔓延至全头部。骨膜下血肿的特点是局限于某一颅骨范围之内，以骨缝为界。

休克或贫血：帽状腱膜下血肿可蔓延至全头部，小儿及体弱者可致休克或贫血。

3. 辅助检查

实验室检查：①血常规检查。了解机体对创伤的反应状况，有无继发感染；②血红蛋白下降表明出血严重。

影像学检查：①头部 X 线检查。包括正位、侧位和血肿部位切线位平片；②头部 CT。必要时进行，以除外颅内异常。

（四）治疗

1. 非手术治疗

较小的头皮血肿在 1 ~ 2 周可自行吸收，巨大的血肿可能需 4 ~ 6 周才吸收。采用局部适当加压包扎，有利于防止血肿的扩大。为避免感染，一般不采用穿刺抽吸。

2. 手术治疗

小儿的巨大头皮血肿出现明显波动时，为促进愈合，在严格消毒下可行穿刺抽吸，抽吸后加压包扎。包扎的松紧要适当，过松起不到加压作用，过紧可能导致包扎以下疏松组织血液回流障碍，出现眶内及耳后积血。

二、头皮裂伤

（一）定义

头皮裂伤可由锐器或钝器伤所致。由于帽状腱膜具有纤维小梁结构的解剖特点，头皮血管破裂后血管不易自行收缩而出血较多，可引起出血性休克。

（二）病因

头部外伤病史，多为锐器或钝器直接性伤及所致。

（三）诊断

1. 病史

患者有头部外伤病史。

2. 临床表现

活动性出血：常能见到头皮创口有动脉性出血。

休克：创口较大、就诊时间较长的患者可出现出血性休克。

伤口情况：锐器伤创缘整齐，形状规则，裂口较平直，创缘无缺损；钝器伤创缘多不规则，形态多样或有部分组织缺损。大多数头皮裂伤仅限于头皮，有时可深达骨膜，但颅骨常完整无损。

3. 辅助检查

同“头皮血肿”。检查应在急诊止血处置后进行。

（四）治疗

尽快止血，尽早施行清创缝合术，应在 24 h 内完成。采用一期全层缝合，其后注射破伤风抗毒素，并根据创伤情况应用抗生素、补液、输血等。注意检查伤口深处有无骨折或碎骨片，如果发现有脑脊液或脑组织外溢，须按开放性脑损伤处理。

三、头皮撕脱伤

（一）定义

头皮撕脱伤是指部分或整个头皮被撕脱，完全游离。

（二）病因

多因发辫受机械力牵扯，使大块头皮自帽状腱膜下层或连同颅骨骨膜被撕脱所致。

（三）诊断

1. 病史

患者有头部外伤病史。

2. 临床表现

活动性出血：接诊后常能见到头皮创缘有动脉性出血。

休克：失血或疼痛性休克。

3. 辅助检查

同“头皮血肿”。

（四）治疗

在压迫止血、防治休克、清创、抗感染的前提下，根据创面条件和头皮撕脱程度，选择清创缝合术、清创头皮再植术、清创自体植皮术等。

第二节　颅骨损伤

一、概述

（一）定义

颅骨损伤指颅骨受到暴力作用引起颅骨结构的改变。颅骨骨折的患者并非都合并有脑损伤，但对于骨折线跨越硬脑膜中动脉或大静脉窦的颅骨骨折，须重视。

（二）分类

按骨折部位分类：颅盖骨折和颅底骨折。

按骨折形态分类：线性骨折和凹陷骨折。

按骨折与外界是否相通分类：开放性骨折和闭合性骨折。

二、病因

头部受到暴力作用外伤。

三、临床表现

（一）颅盖部线性骨折

发生率最高，约占颅盖部骨折的 2/3，患者多有明确的头部外伤史，骨折局部头皮有挫伤或血肿，位于颞肌部位的骨折可出现颞肌肿胀隆起体征。

（二）颅底线性骨折

1. 颅前窝骨折

骨折累及眶顶或筛骨，可有鼻出血、眶周广泛淤血斑（熊猫眼征）以及广泛球结膜下淤血斑等表现；若脑膜、骨膜均破裂，则合并脑脊液鼻漏，脑脊液经额窦或筛窦由鼻孔流出；若筛骨或视神经管损伤，可合并嗅神经或视神经损伤。

2. 颅中窝骨折

骨折若累及蝶骨，可出现鼻出血或脑脊液鼻漏；若累及颞骨岩部，脑膜、骨膜及鼓膜均破裂时，则合并脑脊液耳漏，脑脊液经中耳由外耳道流出；若鼓膜完整，脑脊液则经咽鼓管流往鼻咽部而被误认为脑脊液鼻漏，常合并第Ⅶ、Ⅷ脑神经损伤；若累及蝶骨或颞骨的内侧部，可能损伤垂体或第Ⅱ、Ⅲ、Ⅳ、Ⅴ、Ⅵ脑神经；若骨折伤及颈动脉海绵窦段，可因动静脉瘘而出现搏动性突眼及颅内杂音；破裂孔或颈内动脉管处破裂，可发生致命性的鼻出血或耳出血。

3. 颅后窝骨折

骨折累及岩部后外侧时，多在伤后 1 ~ 2 天出现乳突部皮下淤血斑（Battle 征）；骨折累及枕骨基底部时，可在伤后数小时出现枕下部肿胀及皮下淤血斑；枕大孔或岩尖后缘附近的骨折，可合并后组脑神经损伤。

（三）凹陷性骨折

多见于颅盖骨折，好发于额骨及顶骨，多呈全层凹陷，少数仅为内板凹陷。成人凹陷骨折多为粉碎性骨折，硬脑膜多被骨碎片刺破，脑挫伤较严重，婴幼儿可呈“乒乓球凹陷样骨折”。当骨折片下陷较深时，可刺破硬脑膜，损伤及压迫脑组织而出现偏瘫、失语和局灶性癫痫。

四、诊断

（一）颅盖部线性骨折

1. 诊断

根据患者头部外伤病史、临床表现进行诊断。

2. 辅助检查

实验室检查同“头皮损伤”节。

影像学检查：①头部X线检查。骨折线呈线状或呈放射状，若骨折处还伴有头皮损伤，更有利于诊断。②头部CT检查。必要时进行，以除外颅内异常并经CT骨窗像可明确骨折部位。

（二）颅底线性骨折

1. 诊断

颅底骨折的诊断和定位主要依靠临床表现，淤血斑的迟发性、特定部位以及非暴力直接作用点可区别于单纯软组织挫伤。

2. 辅助检查

实验室检查：同“头皮损伤”节。对脑脊液漏有疑问时，可收集流出液做葡萄糖定量检测来确定。

影像学检查：普通X线可显示颅内积气，但仅30%～50%能显示骨折线；CT骨窗像可显示颅前窝或视神经管骨折、视神经管狭窄；MRI可见视神经挫伤伴水肿、视神经受压等。

（三）凹陷性骨折

1. 诊断

主要根据明确的头部外伤史，骨折局部有明显的软组织损伤，着力点可触及颅骨下陷进行诊断。

2. 辅助检查

实验室检查：同“头皮损伤”节。

影像学检查：头部X线检查可显示骨折陷入颅内的深度。头部CT检查可了解骨折情况和有无合并脑损伤。

五、治疗

（一）颅盖部线性骨折

单纯的线性骨折无须特殊外科处理，但应警惕是否合并脑损伤；骨折线通过脑膜血管沟或静脉窦所在部位时，要注意硬脑膜外血肿的发生；需严密观察或CT检查；骨折线通过气窦致颅内积气，要注意预防颅内感染。

（二）颅底线性骨折

如为闭合性，可无特殊治疗，着重于观察有无脑损伤及处理脑脊液漏、脑神经损伤等并发症。合并脑脊液漏时，需预防颅内感染，不可堵塞或冲洗，不做腰椎穿刺，取头高位卧床休息，避免用力咳嗽、打喷嚏。绝大多数漏口会在伤后1～2周自行愈合，如超过1个月仍未愈合者，可考虑手术修补漏口。对伤后骨片压迫，或因水肿、血肿压迫视神经，出现继发性神经损伤且症状逐渐加重时，应争取在 12 h 内行视神经管减压。

（三）凹陷性骨折

1. 手术适应证

凹陷性骨折手术适应证：①合并脑损伤或大面积的骨折片陷入颅腔深度超过 1 cm，会导致颅内压增高，CT 示脑中线结构移位，如有脑疝可能者，应急诊开颅去骨瓣减压术。②因骨折片压迫脑重要部位引起神经功能障碍者，应行骨折片复位或去除手术；③在非功能区部位的小面积凹陷骨折，无颅内压增高，深度超过 1 cm 者，为相对适应证，可考虑择期手术。④开放性骨折的碎骨片易致感染，须全部取出；硬脑膜若破裂应予缝合或修补。

2. 手术禁忌证

凹陷性骨折手术禁忌证：位于大静脉窦处的凹陷骨折，如未引起神经体征或颅内压增高，即使陷入较深，也不宜手术。

第三节　脑损伤

一、脑震荡

（一）定义

脑震荡是最常见的脑外伤，属于轻型创伤性脑损伤。由于脑震荡患者的临床症状、体征、诊断、治疗及预后的个体差异较大，在目前诊疗指南中的定义也不尽相同。脑震荡与轻度颅脑损伤虽然概念不同，但在许多文献中未加以明确区分，时常通用，根据第三次国际运动相关脑震荡会议共识，可将脑震荡定义概括为：钝性力或突然加速、减速、旋转力等生物机械力作用于头部、面部、颈部或身体其他部位传导至头部引起的急性、短暂神经功能障碍性病理生理过程。

（二）病因

头部直接或间接性损伤。

（三）诊断

1. 病史

患者有头部受伤病史。

2. 临床表现

出现短暂的意识障碍和近事遗忘，且患者的临床症状很快消失。

意识改变：受伤当时立即出现短暂的意识障碍，可为神志不清或完全昏迷，常为数秒或数分钟，大多不超过半个小时。

逆行性遗忘：患者清醒后多不能回忆受伤当时乃至伤前一段时间内的情况。

短暂性脑干症状：伤情较重者在意识改变期间可有面色苍白、出汗、四肢肌张力降低、血压下降、心动过缓、呼吸浅慢和各种生理反射消失。

其他症状：可有头痛、头晕、恶心、呕吐、乏力、畏光、耳鸣、心悸和烦躁等。

神经系统检查：未见明显阳性体征。

3. 辅助检查

实验室检查：腰椎穿刺颅内压在正常范围，少数可偏高或偏低，脑脊液常规、生化检查正常。

影像学检查：①头部X线检查，无骨折发现；②头部CT检查，颅脑无异常。

（四）治疗

1. 观察病情变化

伤后短时间内可在急诊科观察，密切观察意识、神智、瞳孔、肢体运动及生命体征变化。对于离院患者，嘱其家属密切观察患者情况，如症状加重及时入院检查。

2. 休息

急性期头痛、头晕较重时，嘱其卧床休息，症状减轻后可离床活动。

3. 对症处理

头痛时给予止痛治疗，对于烦躁、忧虑、失眠者给予安定、安神药物。

二、弥漫性轴索损伤

（一）定义

弥漫性轴索损伤：指头部受到旋转外力作用后发生的，主要弥漫分布于脑白质、以轴索损伤为主要改变的一种原发性脑实质的损伤。其特点为：①广泛性白质变性，小灶性出血；②神经轴索回缩球，小胶质细胞簇出现；③常合并其他颅脑损伤，死亡率高。

（二）病因

头部外伤后，由于脑的扭曲变形，使颅脑产生旋转加速度和（或）角加速度，使脑组织内部易发生剪力作用，导致神经轴索和小血管损伤。

（三）诊断

1. 病史

患者有头部受伤病史。

2. 临床表现

意识障碍：伤后立即发生严重意识障碍，持续时间长（6 h 以上），恢复缓慢，少数患者可能有中间清醒期。无明确的神经系统局灶性损害的定位体征。

瞳孔变化：如累及脑干，可有一侧或双侧瞳孔散大。对光反应消失，或同向性凝视等。

3. 辅助检查

实验室检查：血常规检查了解应激状况；血生化检查鉴别昏迷因素。

影像学检查：①头部 CT 检查影像示具有弥漫性轴索损伤的特征表现。弥散性双侧脑白质水肿、脑肿胀、灰白质界限不清。脑室、脑池、脑沟及蛛网膜下腔变窄或消失，无中线移位。脑弥散性肿胀伴白质内弥散性点、片状出血，但未形成血肿，无占位性效应。可伴有硬脑膜下薄层出血。②头部 MRI 检查在大脑灰质与白质交界处、基底核内囊区域、胼胝体、脑干、脑室或小脑的一个或多个点状或小灶性低或高 T_1 信号，T_2 表现为高信号。

（四）治疗

保持呼吸道通畅，必要时行气管切开以及呼吸机辅助呼吸。并进行亚低温治疗和高压氧治疗。

神经营养药物：早期使用神经节苷脂有利于促进患者苏醒、改善神经功能，降低病死率和病残率。

钙拮抗剂：主张早期应用尼莫地平，尽可能促进神经功能恢复，改善预后。

对症处理：维持水—电解质平衡，营养补充，防治并发症。

其他：如基因治疗、免疫疗法等。

第四节　开放性颅脑损伤

一、定义

开放性颅脑损伤指颅脑损伤后颅腔与外界相通。分为火器性颅脑损伤和非火器性颅脑损伤。除头部开放性创伤外，常有不同程度的脑损伤、出血、水肿、感染等继发损害。与闭合性脑损伤相比，除了损伤原因不同外，因有创口存在，可致失血性休克、易致颅内感染等。

二、病因

火器性颅脑损伤和非火器性颅脑损伤。

三、诊断

（一）病史

患者有头部外伤病史。

（二）临床表现

1. 一般情况

询问受伤时间、致伤物种类及经过何处理。

2. 头部创口检查

应仔细检查创口大小、创口形状、有无活动性出血、有无异物及碎骨片、有无脑组织及脑脊液流出。

3. 意识障碍

取决于脑损伤的部位和程度。局限性开放伤未伤及脑重要结构或无颅内高压患者，通常无意识障碍；而广泛性脑损伤，脑干、下丘脑损伤，合并颅内血肿或脑水肿引起颅内高压者，可出现不同程度意识障碍。

4. 局灶症状

依脑损伤部位不同，可有偏瘫、失语、癫痫等。

5. 颅内高压症状

创口小、创道内血肿和合并颅内血肿以及广泛性脑挫裂伤而引起颅内压升高者，可出现头痛、呕吐，甚至发生脑疝。

（三）辅助检查

1. 实验室检查

血常规检查了解失血、失液情况；腰椎穿刺了解有无颅内感染和颅内压情况，但要慎重。

2. 头部 X 线检查

了解颅骨骨折部位、类型、颅内金属异物或碎骨片嵌入的位置等情况。

3. 头部 CT 检查

对诊断颅内血肿、脑挫裂伤、蛛网膜下腔出血、脑中线移位等有意义。

四、治疗

（一）非火器性颅脑损伤

1. 及时清创处理，预防感染

尽早清除异物，变有污染的开放性伤道为清洁的闭合性伤道，为脑损伤的修复创造有利条件。

2. 清创手术

尽可能在伤后 6 ~ 8 h 清创，清创完毕后应缝好硬脑膜与头皮。伤道与脑室相通时，应清除脑室内积血，留置脑室引流管。如果脑组织膨胀，术后脑压仍高，可以不缝合硬脑膜，并视情况做外减压。伤后 24 h 内注射破伤风抗毒素。

3. 特殊伤的处理

钢钉等刺入颅内形成较窄的伤道，现场急救时不要贸然拔出，应入院后完善相关检查（如头颅各方位 X 线、CT 等）后分析可能出现的情况，再决定取出致伤物的方法。

（二）火器性颅脑损伤的处理

现场急救与转送。

早期清创处理：目的是把创道内污染物如毛发、泥沙、弹片异物及坏死液化的脑组织等清除，然后修补硬脑膜，缝合头皮。

术后处理：应定时观察意识、瞳孔、生命体征的变化和神经系统体征。加强抗感染、抗脑水肿、抗休克治疗，术后常规抗癫痫治疗。加强全身支持治疗。

第六章 功能性疾病临床诊疗

第一节 癫痫

一、常见类型疾病病因及临床表现

（一）婴儿期癫痫

在此期内患儿的大脑发育尚未成熟，脑神经元的兴奋阈值比较低，发生癫痫极为普遍。如在此期内发作频繁，可使脑的发育受阻，脑内正常神经元的数目减少，脑重量不足，引起患儿的智力发展迟缓，癫痫的概率增加。婴儿期癫痫发作的常见病因如下。

1. 代谢紊乱或中毒

代谢紊乱或中毒见于血钙过低、低血糖、低血镁、血钠过低或过高、血胆红素过高、碱中毒、维生素 B 缺乏症、窒息、血氨过高症等。

2. 遗传因素

遗传因素常见于精氨酸尿症、苯丙酮尿症、酪氨酸尿症、多发性神经纤维瘤病、结节硬化症、戈谢病、类脂质细胞增多症、先天性大脑发育畸形及第 13 或 16 染色体三倍体畸形等。

3. 损伤性病变

损伤性病变如分娩时的颅内出血、窒息等。

4. 脑血管性病变

脑血管性病变如非损伤性颅内出血、维生素 K 缺乏、血小板减少性紫癜、脑动静脉血管畸形、先天性颅内动脉瘤、主动脉弓先天狭窄、特发性蛛网膜下腔出血等。

5. 感染性病

感染性病如脑脊髓膜炎、脑炎、败血症、脑脓肿、弓形体脑瘤等。

（二）婴儿痉挛症

常发生于 5 ~ 6 个月的婴儿。主要表现为发作时患儿头颈部及躯体突然前屈，伴有两臂外展，亦可相反，头及躯体向后伸。如发作较晚，患儿已能坐起时，则常引起向前跌倒。发作一般历时短暂，但较频繁，数秒可发作 1 次。发作对脑损害很大，可导致患儿的智力发育迟缓，甚至退步。临床上这种发作可分为隐源性及症状性两类。后者的主要病因有：①围产期的脑损伤。②预防接种如百日咳疫苗接种后。③其他如先天畸形、代谢障碍、中枢神经感染、结节硬化等。预后取决于发病年龄的早晚。发病晚者患儿已有相当智力，如诊断及处理及时，则预后常较良好。反之则预后不良。后遗症中常见者为痉挛性双侧瘫或四肢瘫，或脑发育不全。治疗用大剂量促肾上腺皮质激素常有较好效果，安定类药物亦能控制发作，不需手术治疗。

（三）肌阵挛癫痫

肌阵挛癫痫多见于 3 岁以上的儿童，其主要表现为全身或部分的肌阵挛性抽搐伴有跌倒，头部或躯干常突然倾倒。本病的发生机制可能是由于神经系统内抑制作用损害后引起的释放现象，常为大脑弥漫性病变后的结果。但如病变只局限于一侧大脑半球，则表现只出现于单侧。肌阵挛癫痫一般可分为 3 类。

1. 意向性肌阵挛

意向性肌阵挛由运动或动作所诱发，少数亦可由光、声音或感觉刺激所诱发。肌肉的抽搐很短暂，好像腱反射中的肌肉跳动一样。

2. 反复性肌阵挛

反复性肌阵挛没有任何诱因，肌肉的抽搐时发时止，没有规律性。

3. 大群肌阵挛

阵挛主要影响躯干的大群肌肉，使身体突然前屈如鞠躬状，有些像婴儿痉挛症中的“敬礼样惊厥（Salaam）”发作。

二、诊断及鉴别诊断

发作性意识或行为异常是最常见的症状之一。发作性疾病的诊断有时十分困难，特别是在患者发作时没有目击者或病史不完整时。

（一）针对发作性事件的临床思维

由于多种原因都可能导致暂时性意识或行为异常发作，临床思维中最重要的就是能识别各种可能的原因。

获取发作情形及准确的描述是诊断的关键，包括发作时的环境、先兆、持续时间，特别是发作的表现、恢复的时间以及发作后的状态。一个详细的病史是任何诊断手段所不可替代的。此外，患者和目击者的描述有很大的差异。通常患者只能回忆起有倒地和短时间的失忆，本人对于发作时的情景是没有任何记忆的，而目击者则能提供全身性惊厥、发作后意识状况及咬舌等详细描述。

发作前的先兆症状往往具有诊断意义。某些发作前的局灶性神经系统症状如阵挛性抽搐、幻嗅或幻味、胃气上升、似曾相识等现象都预示癫痫的发作。

发作持续时间是明确发作性质最重要的特点之一。癫痫发作通常只持续数秒到数分钟。因为大脑半球局灶性的脑血管意外一般没有意识障碍，所以发作时出现意识的改变往往提示是癫痫。典型的全身强直—阵挛性发作常持续 40 ~ 90 s 或者更长，对于长达数小时的发作，不管是考虑复杂部分性癫痫还是全身强直—阵挛性发作，都应该怀疑是否为非癫痫性发作。发作以后的快速恢复伴有大汗、恶心、呕吐则是典型的晕厥后表现。部分性或全身性强直—阵挛性发作后往往会出现一段时间的精神错乱，有时出现明显的发作后心境和行为的改变。

发作时的活动有助于明确发作的性质。如果发作时出现突然的活动中断，数秒钟后又迅速恢复，那么应考虑为癫痫性失神发作；如果出现典型的先兆症状，或者出现发作时或发作后偏身性的症状，则属于复杂部分性发作。

较长时间的“失神”，特别是驾驶时出现的“失神”是患者就诊癫痫门诊的主要原因。患者描述驾车或行走一段距离后突然就到达目的地了，但是无法回忆起是怎么到达的。如果他们在行程中没有任何障碍就顺利到达目的地，也无交通工具受损痕迹，一般考虑为非癫痫性发作。但是很难确定这一定就是非癫痫性事件，也有可能是复杂部分性发作。

心脏检查可提示发作性疾病的可能病因。心脏杂音、心脏瓣膜疾病、心脏扩大、直立性低血压可以通过检查发现。有时患者正好在检查过程中发作，这种情况通常是非癫痫性的。如果患者知晓医生检查的目的可能会故意过度换气，而其他一些非癫痫性发作则很容易被一些简单的检查如腱反射、眼底检查或者暗示所诱发。临床医生必须谨慎地分析这些发作的性质，因为它们往往为明确发作提供最原始的证据。

意志脆弱的癫痫患者在某些情况下容易诱发非癫痫性发作，特别是受到医生的反复询问和检查时。由于这种在问病史、做体格检查或者是视频脑电图（VEEG）检测过程中诱发的假性发作会对诊断造成极大的干扰，所以暗示提问和某些刺激性的检查只能在某些特殊情况下使用。

CT、MRI 等一些影像学检查对癫痫病因的判定很有价值。目前 MRI 检查的敏感性非常高，很多局灶性癫痫都可以找到相关的结构异常，但是仍有一部分患者通过影像学检查找不到任何结构的改变，这可能是因为病灶太小或者确实不存在。

脑电图（EEG）和 VEEG 监测对于癫痫的诊断起到关键的作用。EEG 能记录许多轻微的异常、良性的变异、伪差和其他多变的波形，这些都有可能对真正病灶的波形识别造成干扰。如果临床表现高度提示为非癫痫性发作，则不必做 EEG 检查。VEEG 监测是目前诊断癫痫的“金标准”，如果能监测到发作，直接目睹发作伴随的症状及分析发作时的 EEG 改变，通常就能明确诊断或者排除癫痫。

在不同时间反复观察有利于正确诊断。一些明确的致痫原因需要在第一时间排除，但是当诊断不是十分明确的时候，最好不要妄下定论。因为癫痫误诊会给患者带来严重后果。对不明原因发作性意识障碍的担忧主要源于安全性考虑，如驾车或工地工作时发作会造成危险，就应该限制患者的这些活动。

（二）晕厥

晕厥和癫痫在临床表现上有很多相似之处。晕厥常见于大龄儿童和青少年时期，老年期出现第二个发作高峰。晕厥终生患病率为 3% ~ 5%，无性别差异。在青少年时期血管迷走神经源性晕厥是最常见的形式，随着年龄的增大，心源性晕厥更加普遍。心源性晕厥具有潜在致命性，而其他原因引起的晕厥大多预后良好。

引起晕厥的原因多种多样，但是 25% 的晕厥找不到明确的病因。应当注意的是伴随发作性心律失常的晕厥可检测到亚临床癫痫样放电，但相关报道不多，说明这可能只是晕厥的一个较为少见的病因。该类患者一旦出现就有安装心脏起搏器的指征，并且需服抗癫痫药物。在特殊环境下的发作都应予以高度警惕，因为容易误诊成反射性癫痫。例如某些患者仅在静脉采血中或采血后（常在采血做抗癫痫药浓度测定时）出现癫痫样发作。凡是在排尿、排便、咳嗽时，在举重或者是思考时的发作均应谨慎考虑。很多时候晕厥发作的诱因并不明显，需要反复询问方可得知。特别是对于男性患者，他们不愿意也认为没有必要透露一些疼痛或情绪上的诱因。此外在电影院观看暴力血腥的影片突发晕厥，或者在静脉穿刺、观看手术的时候，甚至读一本情节悲惨的书，回忆以前痛苦的或令人不悦的经历都足以形成刺激造成晕厥发作。在这些情况下的发作首先应该排除晕厥再考虑其他疾病。

晕厥之前患者通常会感到不适，如嗜睡或精疲力竭感，一般发生在剧烈运动后导致血管扩张或长时间站立后导致一过性低血压时。比如在家里，在厨房或在浴室站立时间过长，会导致晕厥发生。再比如在人群聚集、空气流通不好的环境下（超市、电影院、酒吧等）也常发生晕厥。

在晕厥发作开始时常有恶心、轻微头痛和出汗等症状。患者通常有外出呼吸新鲜空气的强烈愿望，焦虑和幽闭恐惧症则会加重这种不适的感觉，自述“我要出去”或者“我想马上透透气”。旁人描述患者面色苍白，出汗或者称神志不清，反应迟钝。一些发作不再进一步进展，停留在此阶段称为“晕厥前状态”，另外一些则继续进展，出现倒地等典型的晕厥症状。

晕厥发作后的体格检查通常无异常发现，两次发作间患者血压、姿势反射均正常。虽然发作后的即时检查常无异常，但是要注意寻找有意义的体征，如心律失常、低血压、窦性心动过缓和颈动脉窦过敏等症状。

如果诊断不明确或者发作频率很高，导致焦虑严重限制了患者的正常活动或者是怀疑心律失常，就应该完善必要的检查以便明确诊断。平板试验也是一个选择，但存在争议，尤其是需要使用诱发性药物来增加试验的敏感性，而且对于结果的分析也没有统一的标准。

虽然它对很多患者具有一定的辅助诊断价值，但是各中心的结果有很大差异。颈动脉窦按压有助于诊断，不过在老年患者中没有特异性。

三、治疗

（一）脑皮质切除术

手术的疗效与致痫灶切除是否完全关系密切。根据致痫灶所在的部位不同做不同的切口。除要求能暴露致痫灶的部位外，需将大脑半球的中央区（中央前回及后回），及大脑的外侧裂也暴露，便于在手术中做脑皮质电刺激及脑皮质电波描记，因此切口都偏向于大些。脑皮质电刺激的目的是在确定脑皮质的不同功能部位，特别是运动中枢及语言中枢的位置，以便手术中避免损伤它。脑皮质电波描记的目的在于确定产痫灶的位置，只有详加标明致痫灶的位置，才能在手术中做到恰如其分地完全切除，从而取得最佳的手术效果。本手术适用于各种局灶性难治性癫痫，其中最常见者为损伤后的癫痫。

1. 手术步骤

（1）术前准备

术前 3 天适当减少抗癫痫药的用量，使 EEG 中的变化容易显示出来，但剂量不宜减得过多以致引起癫痫的发作而妨碍手术的进行。在手术当天早上不再服抗癫痫药，但少量苯巴比妥作为术前的镇静剂仍可照服。术前 24 h 开始口服地塞米松，术中及术后均用静脉滴注维持药量，直至患者能恢复口服为止。

（2）麻醉

除儿童病例及极少数不能合作的病例需用静脉麻醉外，其他 15 岁以上的患者都可采用局部麻醉。在手术前晚应使患者睡眠良好。入手术室时给皮下注射阿托品 0.4 mg。如做静脉麻醉，用氟哌啶醇及芬太尼滴注，使之入睡。在做电刺激及脑皮质电图描记时，应叫醒患者并不断与其讲话，以保持清醒并取得合作。

（3）切口

做头皮切口前先用 0.25% 普鲁卡因溶液做头皮浸润。切口应根据术前脑电图所示的产痫灶位置来设计。如致痫灶位于额叶，可用“C”字形切口，其内侧可暴露中线，外侧到达侧裂，后面要暴露出中央前回。如致痫灶位于脑中央区，可做“Q”形切口，以暴露中央前回及后回为主，但还需暴露出外侧裂，以便对岛盖部皮层进行电刺激及电描记。如致痫灶在大脑半球的后半部，则可用“C”字形切口，但前面仍要暴露出脑中央区。一般皮肌瓣是作为一层掀开的，颅骨瓣则做成游离的，以后用金属丝固定。

（4）脑皮质电刺激

在暴露的脑皮质上先用矩形脉冲波行单极或双极刺激。刺激的参数为波宽 2 ms，频率 60 次 / 秒，强度以能引起患者最明确的反应为度，不能太大以免诱发抽搐。可先从 1V 开始

（或 0.5 mA 开始），然后以 0.5 V 的幅度递增，直至出现明确的运动反应（表现肌肉的抽动或跳动）或感觉反应（表现为局部的针刺或跳动异样感）为止。在每一刺激点上贴上数码小纸片作为标记并记录其相应的部位，刺激完毕后摄像记录。在优势侧半球需标记出语言中枢的位置，为此在刺激过程中让患者不断数数或重复讲一句话。如果过程中发现语言中断时即表明该点为语言有关区，及时用数字小纸片标记。电刺激后即随以脑皮质电图描记，在每一刺激点附近都可记录到神经元的后放电现象，如放电幅度特高，持续时间特长者或有棘波放电者均表明为与癫痫发作可能有关的致痫区。但这时的电刺激的强度应恢复到低值，再逐渐递增，如能诱发出患者惯常所感觉的先兆时，则该区即为发作的产痫灶。但能取得这样明确的定位是不多的，多数只是在皮层电图上出现棘波发放。在这些发放区贴上蘸以 γ– 羟基 –β– 氨基丁酸（GABOB）溶液的棉片，棘波发放立即消失则更明确表明它与产痫灶有关。如用 GABOB 后不能消除棘波发放表明，该处的异常电波可能来自深部，需要进行深部电极描记。

（5）皮层切除

根据脑皮质电图及脑深部电图中棘波灶的部位确定需手术切除的范围，原则是既要尽可能地完全切除致痫灶，又必须保全脑的重要功能区。因此在切除时应先从小范围开始，逐步补充扩大。先用白丝线将计划切除的部位圈出，摄像记录。尽量将切除的边界限于脑沟，将不拟切除的部位用塑料薄膜保护。用双极电凝将切除区脑表面的软脑膜电灼切开。切口向周围延伸直达切除圈的边缘，环绕此边缘将软脑膜都切开。再切开脑皮质直达脑白质。用细吸引管将皮层切口顺切除圈伸延。在灰白质交界面将整块皮层切除。亦可用吸引器逐步将该区内的皮层灰质吸除。遇较大的供应动脉可用银夹止血，一般均用双极电凝止血。

（6）切除后脑皮质电图记录

将电极放于切除区周围的脑皮质上，重复脑皮质电图记录。如仍有较多尖棘波存在，表明致痫灶切除不够，应扩大切除范围。手术常需多次反复，逐步扩大切除范围，每次切除后都应重复脑皮质记录，一直到消除致痫灶为止。但如切除范围已牵涉脑功能区时，则应采取保守态度，以免术后造成严重残缺。切除完成后应再摄影记录。

（7）缝合

缝合前止血要彻底。脑皮质切面的碎块组织均需清理干净，并将软脑膜边缘覆盖脑皮质的切面。硬脑膜要严密缝合，硬脑膜外用橡皮软管或橡皮条引流 24 h。

（8）术后护理

抗癫痫药应继续应用，术后头 3 ~ 4 天可经静脉或肌内注射给药，以后仍恢复口服。剂量应根据血药浓度测定来调节。补液量在术后初期每天限制于 1500 mL。除有较剧烈的呕吐外，一般可于术后第 2 天进流质饮食。术后继续静脉给地塞米松或氢化可的松，前 3 ~ 4 天可给大量，以后逐渐递减，7 ~ 10 天完全停用。

2. 晚期处理

抗癫痫药应继续维持，可常规应用苯妥英钠 300 mg/d 及苯巴比妥 120 mg/d，至少 2 年，或按血药浓度调节到有效剂量后维持 2 年。每 3 ~ 6 月复查脑电图 1 次。如术后没有癫痫发作，脑电图中亦未再见棘波灶，则第 3 年开始可将苯妥英钠减至 200 mg/d，苯巴比妥 60 mg/ 天，如仍然未发作，则于第 3 年末完全停药。如减药期中癫痫复发，则立即恢复原有剂量。

（二）选择性杏仁核、海马切除术

由于颞前叶切除术的效果与颞叶内侧部结构切除是否完全有很大关系，且在颞前叶切除的标本中发现病变多数限于颞叶内侧面，而颞叶外侧面的脑皮质大多属正常且具有一定的功能，使人们提出能否单纯只做颞叶内侧部结构即杏仁核、海马的切除而保留颞叶外侧的皮质。近年来，显微神经外科的发展解决了这一问题。在显微外科的特殊暴露及良好照明下，杏仁核海马结构可以得到清晰的暴露，使切除更为彻底，疗效更为理想。

1. 手术步骤

手术准备、麻醉及术前用药同前。头部需用特制头架固定。在患侧翼部位作一小切口，下端到达颧弓前端，将颞肌与颅骨分离，紧靠颞叶颅底做一游离骨瓣。硬脑膜做半圆形切口，用缝线将硬膜牵开，即可暴露出外侧裂的前端。分裂外侧裂的蛛网膜，吸去脑脊液，使脑组织逐渐下缩，增加颅内空间。找到颈内动脉、大脑中动脉、大脑前动脉及大脑中动脉的分支颞极动脉、颞前动脉，并注意识别大脑后交通动脉及脉络膜前动脉。在颞上回的内侧面上相当于颞极动脉与颞前动脉之间做一长 1.5 ~ 2.0 cm 长的切口，用脑针穿刺侧脑室下角，穿到后沿针切入侧脑室下角，并将切口向后深入 2 cm。在脑室内确定脉络丛、海马结构、脉络丛沟及血管等结构，用微组织钳将杏仁核的上、前、外及内侧基底部组织做小块活检，标本送病理及生化检验。在软脑膜下先将沟回切除。此时透过透明的软脑膜及蛛网膜可以看到大脑脚的外侧部、动眼神经、视束、后交通动脉、脉络膜前动脉及基底静脉。小心切开脉络丛沟，防止损及脉络膜前动脉及其供应视束的分支。将视束小心地与海马结构分开，在脑室颞角底上自前方沿海马脚做一弧形的切口，向后切到三角汇合区。将来自颞后动脉的供应海马及海马旁回的血供一一电凝切断。最后在接近外侧膝状体平面处将海马回横断，整块取出杏仁核、海马结构。局部用罂粟碱溶液敷贴以防止动脉痉挛。切除的组织约长 4 cm、宽 1.5 cm、厚 2 cm，去除颞叶前方的牵开器后，颞叶即自动复位，覆盖切除部位。从颞叶的外表面看，一点也看不到颞叶内侧面的手术痕迹。在 CT 图像上，相当于颞叶内侧面可见有一条状低密度区。术后处理与脑皮质切除术同，抗癫痫药应继续服用，如术后 2 年不再发作，第 3 年起可改用单味药再观察 1 年，如仍保持不发可逐渐停药。

2. 手术疗效

有学者曾报道此手术 27 例，均为长期应用抗癫痫药（平均 13 年）治疗而失效者，患者发作频繁而丧失社交与劳动能力。术后随访了 6 ~ 73 个月，平均随访期 21 个月。有 22

例患者癫痫完全停发，2 例发作明显减少，另有 3 例保持不变，无加重者。术后脑电图及神经心理学检查证实神经功能良好，半数以上患者智力进步，没有明显的神经功能障碍。

第二节 运动障碍性疾病

运动系统易受外界环境、劳累、心理紧张等因素的影响而产生不适和疼痛，而躯体不适和疼痛又可以加重疲劳和心理负担，形成恶性循环。运动系统的肌肉、关节以及相邻的神经血管功能可能因此受到损害。本节以肌张力障碍为例，介绍该疾病的诊疗。

一、概述

肌张力障碍是指一组以肌肉持续收缩引起扭转和重复动作或异常姿势为特点的临床综合征。肌张力障碍严重影响一些患者的日常生活，病情进展可危及生命，由于考虑到非多巴反应性肌张力障碍的药物治疗作用有限，于是医学界就开始寻找其他的治疗手段，包括功能性外科治疗。

二、病因分型

（一）原发性肌张力障碍

原发性肌张力障碍可分为家族性（有家族遗传史）和散发性（无明确家族遗传史）。而多巴反应性肌张力障碍是原发性肌张力障碍的一种变异型，以肌张力障碍与帕金森病为主要症状，伴有不同程度的症状波动（晨轻暮重）。对多巴胺极敏感，小剂量多巴胺可有持续性的戏剧性反应效果。

（二）继发性肌张力障碍

继发性肌张力障碍包括肌张力障碍叠加综合征、伴发于神经变性疾病中的肌张力障碍（如帕金森病等）、伴发于代谢性疾病的肌张力障碍、其他已知病因的肌张力障碍（如核黄疸、中毒、外伤、肿瘤及血管畸形等）。

肌张力障碍按临床表现可分为全身性（如全身性扭转痉挛）、偏侧性、节段性（如痉挛性斜颈）及局灶性。

三、临床表现

原发性全身性肌张力障碍常见于儿童，多从小腿发作起病。多数情况下，可扩散至肢体的其他部位。原发性局灶型肌张力障碍可累及面部、喉部、颈部肌肉。成人则以肢体肌张力障碍为典型表现。成人的原发性肌张力障碍扩散到其他部位的可能性比儿童少，但成人面、颈及上肢的严重肌张力障碍 15%～30% 可以发展到肢体其他部位。临床医师需要询问药物接触史、周围和中枢神经系统的外伤史、伴随的运动障碍或运动障碍家族史等。DYT–1 肌张力障碍患者，进行遗传学检测可能会发现染色体 9q32～q34 上“CAG”缺失。因此建议对 26 岁以前发病的肌张力不全患者的扭转痉挛，应进行遗传学检测；对 26 岁以后发生的，且有相关阳性家族史的肌张力不全患者也应进行类似的检测。

特发性全身型肌张力障碍诊断标准：①肌张力障碍是仅有的神经系统异常症状或体征，除可能伴发震颤外；②缺乏影像学及实验室异常提示获得性或神经变性肌张力障碍的证据；③对多巴胺治疗无反应；④没有获得性或者环境因素所致的病因（围生期缺氧、神经松弛药物的使用）。

临床常见肌张力障碍如下。

1. 扭转痉挛

扭转痉挛又称扭转性肌张力障碍或变形性肌张力障碍，其特点是间歇性或持续性的肌肉痉挛，四肢近端和躯干绕身体纵轴畸形扭转，睡眠时消失。肌张力在扭转发作时增高，停止时正常。基因学研究认为，原发性扭转痉挛的致病基因有 15 个（*DYT*–1～*DYT*–15），其中最为常见的是位于 9q34 的 *DYT*–1 基因。基因的表现形式是常染色体显性遗传，外显率 30%～40%，男女患病率相似。

2. 手足徐动症

手足徐动症与肌张力障碍密切相关，可能为四肢远端的肌张力障碍。表现为手指或四肢远端缓慢的蚯蚓一样扭曲运动，呈现各种奇特姿势。扭转痉挛和手足徐动症通常都由基底核损害引起，可分为原发性与症状性两种。扭转痉挛以原发性多见，儿童期起病，无智力障碍，可有家族史，病因不明。手足徐动症以症状性多见，病变主要在壳核，其病因有围生期缺氧，脑外伤，肝豆状核变性，脑卒中，帕金森病，遗传性舞蹈病，中毒（锰、一氧化碳、二硫化碳），药物（左旋多巴、神经安定剂、抗癫痫药），感染或感染后，代谢障碍，纹状体黑质变性等。

3. 痉挛性斜颈

痉挛性斜颈多于成年缓慢起病，系由颈肌阵发性的不自主收缩而引起头向一侧扭转或倾斜。当一侧胸锁乳突肌收缩时引起头向对侧旋转，颈部收缩向一侧屈曲；两侧胸锁乳突肌同时收缩时则头部向前屈曲；两侧头夹肌及斜方肌同时收缩时则头向后过伸。本病多由基底核变性引起，亦可为扭转痉挛或手足徐动症的组成部分。

四、治疗

由于该病目前还缺乏有效的根治手段，该病治疗的关键就是选择控制症状的药物。对症治疗的最初目标是减少疼痛和痉挛，减轻异常运动，阻止挛缩，实现运动功能的最大改善，而且不良反应最小。

1. 药物治疗

多巴胺反应性肌张力障碍是由于 14 号染色体上 GTP 环水解酶 Ⅰ 基因突变所致，在儿童期出现一次或多次的姿势异常、肌张力障碍、帕金森病，并有昼夜变化。这些患儿常被误诊为脑瘫，小剂量的多巴胺有明显的疗效，能使大部分功能恢复正常。一般情况下左旋多巴的剂量应达到 600 mg/d。

肌张力障碍若伴有其他非典型的症状，如青年发病、其他神经系统症状、精神症状、系统性症状，需要排除肝豆状核变性。所进行的检查应包括血浆铜蓝蛋白、24 h 尿铜、裂隙灯检查有无角膜色素环（K–F 环）。该病可以通过减少饮食中铜的摄入，应用青霉胺增加铜的排除来缓解症状。

治疗原发性肌张力障碍的药物有：抗胆碱能药物、抗多巴胺能药物（多巴胺耗竭剂、多巴胺受体拮抗剂）等。在美国，治疗肌张力障碍的抗胆碱能药物是苯海索。每日的剂量为 6 ~ 80 mg，对 40% ~ 50% 的 7 ~ 9 岁患者有效。还有研究表明对 9 ~ 32 岁的全身性肌张力障碍，苯海索的有效率达 71%。不良反应包括视力模糊、口干，短暂且轻微。越年轻的患者对大剂量和不良反应的耐受越好。这一药物比巴氯芬和氯硝西泮的效果更理想。

苯二氮䓬类药物如氯硝西泮、地西泮、劳拉西泮对于治疗肌张力障碍可能有用，尤其是作为辅助治疗时。氯硝西泮可能对肌阵挛性肌张力障碍尤其有效，剂量为 1 ~ 4 mg/d，由于镇静作用限制了其剂量的使用的大小。有效作用主要体现在可减少焦虑、痉挛、疼痛。

多巴胺受体拮抗剂可用于治疗肌张力障碍，但因其不良反应如迟发性运动障碍、镇静作用、帕金森病而限制了其在临床的广泛使用。据文献报道，氯氮平，一种非典型的 D_4 多巴胺受体拮抗剂，能改善 30% 的局灶性和全身性肌张力障碍患者的症状。镇静和低血压是常见的不良反应，还可伴有粒细胞减少，需要每周进行血细胞检查。

据报道其他如美西律和抗心律失常药物能改善肌张力障碍。美西律具有类似于利多卡因的抗心律失常作用药物，能改善部分睑痉挛和颈肌张力障碍的症状。静脉注射剂量的利多卡因，能短暂和快速的减少肌肉收缩，其常见不良反应是胃肠道不适、头晕、镇静作用。但这一结果没有得到进一步证实。

抗惊厥药物最常用于发作性非运动诱发性张力障碍。利鲁唑为一种谷氨酸受体拮抗剂被用于对药物耐受和 BTX–A（A 型肉毒毒素）耐受的颈肌张力障碍，对部分患者有效。

2. 外科治疗

对于药物治疗和 A 型肉毒毒素治疗无效的患者，还有外科方法可供选择。外科治疗肌张力障碍有周围和中枢两种方法。A 型肉毒毒素注射大部分替代了颈肌张力障碍的周围神经切断术。此外，随着对帕金森病外科治疗的病理生理机制的逐渐了解，脑深部电刺激可以用于肌张力障碍的治疗。

选择性的周围神经切断术被用于初发的颈肌张力障碍，不良反应包括颈肌无力和吞咽困难。部分患者手术后还需要注射A型肉毒毒素。选择性的肌切除术可用于眼睑痉挛和颈肌张力障碍，但大部分已经被A型肉毒毒素注射替代。丘脑毁损术最初用于治疗帕金森病的开关现象，且对帕金森病震颤和肌张力障碍等症状有改善作用。现已被用来治疗全身或局灶的肌张力障碍，其有效率达60%左右。目前神经外科用得较多的是脑深部电刺激（丘脑或苍白球），因为脑深部电刺激具有可重复性和没有发生吞咽困难和构音障碍的风险。对药物和A型肉毒毒素注射效果差的患者有效率达50%左右，尤其是对*DYT-1*基因突变所导致的原发性全身性肌张力障碍以及继发性全身性肌张力障碍等效果较好。

3. 非药物治疗

理疗可作为药物和外科治疗的辅助治疗，已证明是有效的。虽然理疗的长期疗效有待进一步研究，但这种非侵入性的治疗方法具有潜在的增强其他治疗效果的作用。

第三节　帕金森病

帕金森病是以动作迟缓、静止性震颤和肌张力增高为特征的神经变性病。40岁以下患者相对少见，随着年龄的增加，帕金森病的患病率逐步增高，80岁以上人群患病率约为3%。

一、临床表现

（一）静止性震颤

震颤在肢体静止时出现，变换位置或运动时颤抖减轻或停止，所以称为静止性震颤，这是帕金森病震颤的最主要的特征。震颤的另一个特点是具有节律性，震颤的频率是每秒钟4~7次。震颤多从一侧上肢的远端开始，以后逐渐发展到同侧下肢及对侧上、下肢。早期随意运动时震颤减轻，情绪激动时加重，睡眠时消失，手部可出现“搓丸样”动作。

（二）肌强直

因患肢肌张力增高，关节被动运动时，可感到均匀的阻力，称为“铅管样强直”。若合并有震颤则似齿轮样转动，称为“齿轮样强直”。

（三）运动障碍

运动障碍主要指平衡反射、姿势反射和翻正反射等障碍以及肌强直导致的一系列姿势步态障碍。步态表现为起步困难，一旦迈步则向前冲，且越走越快，呈慌张步态。

（四）特殊姿势

因静止时屈肌张力较伸肌高，故患者出现头前倾、躯干略屈、上臂内收、肘关节弯曲、腕略伸、指掌关节弯曲而指间关节伸直、拇指对掌、髋及膝关节轻度弯曲等特殊姿势。

（五）其他表现

包括面具脸、大量出汗、大量流涎、油脂脸、语言障碍、吞咽困难、顽固性便秘、忧郁、多疑、智力低下及痴呆等。

二、诊断

我国的原发性帕金森病的诊断标准为：①至少具备 4 个典型症状和体征（静止性震颤、运动迟缓、肌强直和姿势平衡障碍）中的两个；②是否存在不支持诊断原发性帕金森病的不典型症状和体征，例如锥体束征、失用性步态障碍、小脑症状、意向性震颤、凝视麻痹、严重的自主神经功能障碍、明显的痴呆伴有轻度锥体外系症状等；③脑脊液中多巴胺的代谢产物减少。

三、治疗

（一）药物治疗

帕金森病药物治疗要掌握 5 项原则，即长期用药、左旋多巴小剂量和剂量滴定应用、协同用药、重视神经保护剂的应用、用药的个体化原则。

1. 多巴胺替代药物

多巴胺替代药物是帕金森病药物治疗的“金标准”，对肌强直、运动迟缓、流涎、皮脂溢出等症状效果较好。

左旋多巴：开始应用时 62.5 ~ 125 mg/ 次，每日 3 次，在 1 周内渐增至 250 mg/ 次，每日 4 次，以后每日递增 125 mg，直至治疗量达 3 ~ 6 g/d。

复方左旋多巴制剂：有多巴丝肼（美多芭）、卡左双多巴、息宁控释片和脂质体左旋多巴。

2. 抗胆碱能药物

抗胆碱能药物主要用于以震颤为主的早期帕金森患者。常用的有苯海索、丙环定和氢溴酸苯甲托品片。

3. 多巴胺受体激动剂

疾病早期或年轻的帕金森患者可作为首选治疗，多数作为左旋多巴的加强剂。有溴隐亭、培高利特（协良行）和金刚烷胺。

（二）外科治疗

帕金森病的手术治疗主要有神经核团细胞毁损术与脑深部电刺激术两种方式。

1. 立体定向丘脑毁损术

（1）手术适应证

立体定向丘脑毁损术手术适应证：①以震颤为主的原发性帕金森病，尤其是单侧症状伴有姿势性、动作性震颤或对左旋多巴无反应的静止性震颤，或者合并有原发性震颤影响生活和工作能力者；②左旋多巴类药物引起的异动症者；③药物系统治疗无效者；④年龄＜75岁、无严重全身性疾病、无明显认知障碍和严重脑萎缩等手术禁忌证。

（2）手术禁忌证

立体定向丘脑毁损术手术禁忌证：①症状较轻，药物治疗效果较好者；②有严重精神智能障碍、自主神经功能障碍及有假性延髓性麻痹者；③有明显的脑部器质性病变者；④一侧做过腹内侧中间核毁损术，已经出现认知障碍者；⑤有严重心血管疾病等，全身情况很差者；⑥僵直、中线症状及单纯的运动减少或运动不能者。

（3）靶点选择

丘脑腹外侧核包括腹嘴前核、腹嘴后核和丘脑腹中间内侧核。毁损腹嘴前核及腹嘴后核对僵直有效。毁损腹嘴后核及丘脑腹中间内侧核对震颤有效。靠近内侧对上肢效果好，外侧对下肢效果好。

（4）手术疗效

丘脑毁损术后震颤消失率在70%～95%，肌强直改善率在41%～92%。术后顽固性震颤在“开、关”两种状态下完全消失率均为98%。

（5）手术并发症

运动障碍：多为暂时性，异动症发生率与偏瘫发生率较低，平衡障碍发生率相对较高。

言语障碍：术后发生率较低，表现为音量减小、构音障碍和失语症3种形式，多为暂时性，常于数周后自行改善或消失。

精神障碍：发生率为较小。

脑内出血：可因穿刺时直接损伤血管或损毁灶局部出血。

2. 立体定向苍白球毁损术

（1）手术适应证

立体定向苍白球毁损术手术适应证：①患者经过系统药物治疗，曾对左旋多巴治疗有明确疗效，但目前疗效明显减退，并出现症状波动（开关现象）和（或）运动障碍等不良反应；②原发性帕金森病患者至少有静止性震颤、运动迟缓、齿轮样肌张力增高和姿势平衡障碍4个主要症状中的2个（其中之一必须是静止性震颤或运动迟缓）；③患者没有小脑和锥体系损害体征，并排除帕金森病；④患者生活独立能力明显减退，病情为中度或重度；⑤无明显痴呆、精神症状及脑萎缩；⑥以运动迟缓和肌强直为主要症状。

（2）手术禁忌证

立体定向苍白球毁损术手术禁忌证：①帕金森病和帕金森叠加综合征；②进行性核上性麻痹、有明显的脑器质性病变，例如严重脑萎缩特别是豆状核萎缩、脑积水或局部性脑病变者；③有明显的精神和（或）智能障碍，不能合作者；④起病年龄轻、病程短、病情迅速恶化者；⑤有明显的直立性低血压或不能控制的高血压者；⑥近半年内用过多巴胺受体拮抗剂者；⑦药物能很好控制症状者。

（3）手术疗效

苍白球毁损术对帕金森病的主要症状都有明显改善作用，尤其对运动迟缓效果好，它一般对药物无效或“关”期的症状效果明显，改善率很高。它对药物引起的症状波动和运动障碍也有很好的效果，对步态障碍也有作用。苍白球毁损术能够改善帕金森病患者个人生活质量，提高其生命力和社会功能，又不引起明显的认知和精神障碍。

（4）手术并发症

手术并发症包括：①视束损伤；②面瘫和肢体轻瘫及偏身感觉障碍，一般会随着水肿的消退而改善；③语言障碍。表现为声音低下、发音不清、吞咽困难、流涎等；④出血，大多发生在电极穿刺通道。

3. 脑深部电刺激术

脑深部电刺激术就是将电极置入患者脑内的靶点处，电极通过皮下隧道的电线与埋藏在胸壁下的刺激器连接，发射一定频率的电流到靶点，抑制其功能，达到改善症状的目的。靶点包括丘脑底核、丘脑腹中间内侧核和苍白球内侧部。

（1）装置组成

脑深部电刺激装置的组成：①脉冲发生器，它是刺激治疗的电源；②刺激电极由 4 根绝缘导线绕成一股线圈，有 4 个铝合金的电极点，每个电极长度 1.2 mm，间隔 0.5 mm；③延伸导线连接刺激电极和脉冲发生器；④程控仪和刺激开关（磁铁）。

（2）参数设置

刺激参数的设置：脑深部电刺激术的刺激参数包括电极的选择，电压幅度、频率及宽度。

常用的刺激参数：电压幅度为 1 ~ 3 V，频率为 135 ~ 185 Hz，脉宽为 60 ~ 90 μs。患者可以根据需要自行调节，以获得最佳治疗效果而无不良反应或不良反应可耐受。可以 24 h 连续刺激，也可以夜间关机。

（3）手术适应证

脑深部电刺激术的适应证：①原发性帕金森病；②对左旋多巴制剂治疗有效；③药物疗效减退或出现症状波动及开关现象；④因不良反应不能耐受药物治疗；⑤对侧做过毁损手术并出现并发症。

（4）手术禁忌证

脑深部电刺激术禁忌证：①有出血倾向等严重系统性疾病者；②伴有痴呆、自杀倾向、明显抑郁者；③晚期生活完全不能自理、卧床不起者。

参考资料

[1] 包新杰，姜燊种，郭晓鹏，等．垂体腺瘤诊治的最新进展 [J]. 中国科学：生命科学，2021，51（8）：979-987.

[2] 董天华 .39 例脑叶出血的临床治疗分析 [J]. 世界最新医学信息文摘，2015，15（27）：35.

[3] 董新亚，米伟阳，李楠，等．儿童头皮血肿伴膜性成骨的手术治疗分析 [J]. 西安交通大学学报（医学版），2018，39（6）：932-935.

[4] 傅传经，高觉民，段宝奇．脊髓血管畸形的诊断和治疗 [J]. 海南医学，2015，26（24）：3703-3705.

[5] 郭良文．临床常见神经外科疾病学 [M]. 汕头：汕头大学出版社，2019.

[6] 韩旭，王丽琨，任思颖，等．小脑出血诊疗和预后的研究进展 [J]. 中华脑血管病杂志（电子版），2021，15（4）：222-227.

[7] 姜楠，郭爱松．脊髓损伤康复治疗的研究进展 [J]. 交通医学，2021，35（2）：135-138，141.

[8] 雷霆，舒凯．听神经瘤的治疗与展望 [J]. 临床外科杂志，2021，29（10）：901-902.

[9] 李淑华，陈海波．帕金森病的诊断与鉴别诊断 [J]. 中国临床医生杂志，2021，49（6）：642-645.

[10] 李孝伟，罗文颖，张荣军，等．无昏迷丘脑出血患者瞳孔散大临床分析 [J]. 中国实用神经疾病杂志，2021，24（20）：1810-1816.

[11] 李勇．神经外科常见病诊治进展 [M]. 昆明：云南科学技术出版社，2020.

[12] 梁真龙．从临床病例浅淡脑干出血 [J]. 中西医结合心血管病电子杂志，2019，7（10）：175-176.

[13] 罗鹏，费舟．开放性颅脑损伤的救治 [J]. 国际神经病学神经外科学杂志，2016，43（4）：379-382.

[14] 马康孝．脑出血的诊治及新进展 [M]. 长春：吉林科学技术出版社，2013.

[15] 沈雁文，石秀玉，邹丽萍．癫痫治疗的机制研究新进展 [J]. 解放军医学院学报，2020，41（12）：1240-1246.

[16] 王进，杨彤涛，钱济先，等．椎管内肿瘤的临床诊断及手术效果 [J]. 现代肿瘤医学，2016，24（6）：964-967.

[17] 王任直，冯铭．颅底肿瘤外科发展现状与存在问题 [J]. 中国现代神经疾病杂志，2020，20（3）：144-147.

[18] 吴斌．颅咽管瘤手术治疗相关问题解答 [J]. 中国医师进修杂志，2021，44（7）：577-580.

[19] 许云云．创伤性颅脑损伤术后颅骨缺损患者生存质量调查分析 [D]. 苏州：苏州大学，2018.

[20] 闫德祺，王刚，高玉松，等．脑震荡的诊疗研究进展 [J]. 华南国防医学杂志，2018，32（2）：133-136.

[21] 张东栋．脑室出血外科治疗预后的相关因素研究 [D]. 长春：吉林大学，2014.

[22] 张玉年．神经外科诊疗基础与技巧 [M]. 北京：中国纺织出版社，2018.